ESSAI

SUR LA

THÉRAPEUTIQUE

DES

EAUX MINÉRALES D'ENGHIEN,

MONTMORENCY.

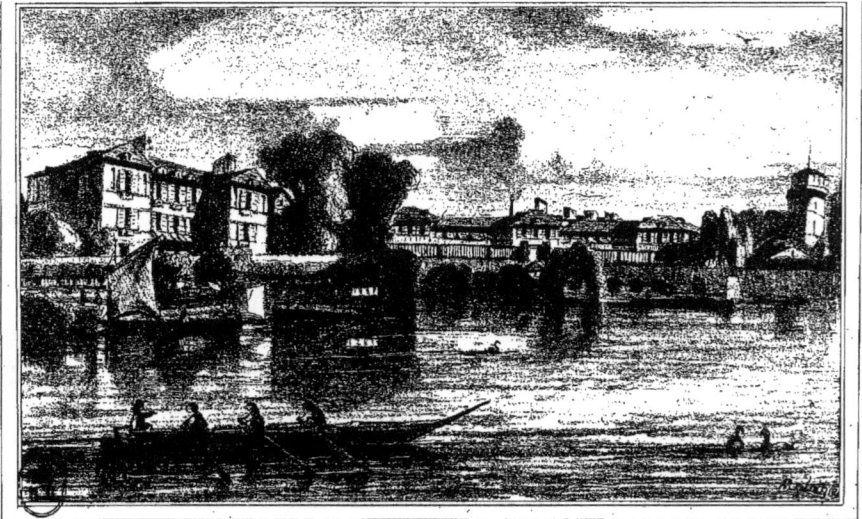

FIG. 3. —

ESSAI

SUR LA

THÉRAPEUTIQUE

DES EAUX MINÉRALES D'ENGHIEN,

ET SUR LA

TOPOGRAPHIE PHYSICO-MÉDICALE

DE LA VALLÉE

DE

MONTMORENCY,

PAR

Le docteur Perrochet,

DE MONTMORENCY.

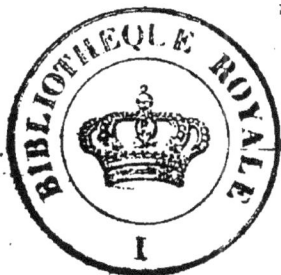

PARIS.

IMPRIMERIE DE FÉLIX MALTESTE ET Cie,

RUE DES DEUX-PORTES-SAINT-SAUVEUR, 18.

1839.

ESSAI

SUR LA

TOPOGRAPHIE PHYSICO-MÉDICALE

DE LA VALLÉE

DE

MONTMORENCY

ET THÉRAPEUTIQUE DES EAUX MINÉRALES D'ENGHIEN.

---

§ I. — UTILITÉ DE CETTE TOPOGRAPHIE.

Parmi les lieux dont la topographie médicale offre un véritable intérêt, la vallée de Montmorency occupe sans contredit un des premiers rangs. La nature a prodigué ses faveurs à ce coin de terre privilégié : un air extrêmement pur et constamment renouvelé en fait un séjour des plus utiles à l'entretien de la santé, et des plus avantageux pour en réparer les altérations. Les pestes, les épidémies ne peuvent y pénétrer; le choléra lui-même n'en a point forcé les limites; et la mortalité, ailleurs si variable, n'y subit jamais d'accroissement sensible. Par des circonstances encore peu connues, les orages, la foudre, les nuages les plus menaçans sont arrêtés devant l'amphithéâtre de la colline de Montmorency, ou s'y divisent, ou perdent beaucoup de leur fureur; ces caractères si remarquables provoquent les méditations de tout homme qui, par état ou par goût, s'adonne à l'étude attrayante des sciences physiques : nous allons tâcher de soulever un coin du voile, encore épais, qui couvre les causes des phénomènes naturels dont l'influence modifie de tant de manières notre organisation.

§ II. — LIMITES DE LA VALLÉE DE MONTMORENCY.

Au quinzième siècle on appelait Vallée de Montmorency tout l'espace compris entre le sommet de Montmorency et les hauteurs de Meudon. Ce large vallon coupé par la Seine formait un duché-pairie qui appartenait à l'illustre maison du premier baron chrétien. Plus tard la vallée cessa de franchir le fleuve et fut restreinte au bassin qui s'étend de Saint-Denis à Pontoise ; elle sera plus resserrée encore dans notre topographie où quatre lignes en traceront le pourtour : la première, dirigée vers le sud, descendra de Montmorency à Epinay ; la seconde courra, vers l'ouest, d'Epinay à Franconville ; la troisième ira, vers le nord, de Franconville à Saint-Leu ; la quatrième enfin achèvera le périmètre en se prolongeant vers l'est de Saint-Leu à Montmorency.

Ces quatre lignes ont leurs sinuosités et passent, la première par Deuil, Labarre, Enghien et Ormesson ; la seconde par Sanois ; la troisième par le Plessis-Bouchard ; la dernière par Andilly.

La vallée ainsi circonscrite renferme de riches villages, les uns parsemés dans le vallon, d'autres à mi-côte : car le bassin est encaissé, au nord par les hauteurs de la forêt de Montmorency connues sous le nom de Champeaux (1), et au midi par les buttes d'Orgemont et de Sanois ; cette variété de sites modifie essentiellement les conditions de la santé : de là les nombreuses observations que présentera notre essai.

Pour mieux faire comprendre l'importance des localités, nous entrerons dans quelques détails sur les constitutions atmosphériques.

_____

(1) On regarde assez généralement ce nom comme une corruption de champs-hauts : ces sommités offrent en effet divers plateaux cultivés.

§ III. — CONSTITUTIONS ATMOSPHÉRIQUES.

Depuis qu'Hippocrate a publié son immortel traité *de l'air, des eaux et des lieux*, la constitution atmosphérique de chaque localité est devenue pour les médecins qui l'habitent un sujet perpétuel d'étude et d'observations.

On entend par constitution atmosphérique, l'ensemble des conditions météorologiques sous l'influence desquelles certaines maladies se développent plutôt que d'autres. A l'exemple du père de la médecine, on s'attache à prévoir tous les effets de cette constitution, et l'on s'occupe sans cesse du soin d'établir les relations qu'elle peut avoir soit avec l'état morbide, soit avec l'état normal.

L'air est un fluide composé à peu près d'un cinquième d'oxigène, de quatre cinquièmes d'azote, et d'un millième environ de gaz acide carbonique. Ses propriétés physiques sont d'être pesant, élastique, compressible, inodore, insipide, incolore, transparent et invisible ; il forme presque en entier l'atmosphère qui environne le globe terrestre.

L'air est l'aliment du poumon, l'aliment principal de l'existence ; plus indispensable que les alimens proprement dits, il deviendra comme eux, suivant ses qualités ou ses altérations, un moyen de guérison ou une source de maladies, un agent de salubrité ou une cause de mort ; les médecins doivent donc en épier sans relâche les modifications les plus légères pour en tirer tous les bienfaits qu'il peut dispenser, et pour prévenir ou atténuer les maux qu'il peut produire.

L'air est pesant ; il presse sur nos organes de manière à les maintenir dans un juste équilibre de fonctions : aussi la plus légère variation dans ce poids est-elle immédiatement perçue par les poumons et par les autres organes. On a évalué à vingt ou vingt-un milliers de livres la colonne d'air qui pèse sur chaque individu, charge énorme qui nous écraserait si notre corps n'était intérieurement muni de divers fluides propres à contrebalancer une telle pression ; comme d'ailleurs l'air nous presse en tous sens, de haut en bas, de droite à gauche et obliquement, nous demeurons en équilibre et maîtres de nos mouvemens. Ce poids toutefois est loin de rester constamment le même : le baromètre, qui en mesure avec une parfaite justesse les moindres variations, a mis hors de doute ce curieux phénomène. Le poids d'une forte colonne d'air procure une respiration facile, grande, abondante, et communique ainsi à l'économie toute l'énergie de cette fonction par une prompte réparation du sang artériel. De là, vigueur bien marquée des organes dont l'air est le premier stimulant, et aptitude à supporter des exercices violens et continus.

Le montagnard est évidemment chargé d'une colonne d'air moins haute et moins pesante que celle dont la base s'appuie sur une plaine, car on ne porte pas l'air qu'on a sous les pieds : aussi l'habitant de la plaine jouit-il des avantages qui viennent d'être énumérés ; il est moins sujet aux maladies résultant d'une respiration entravée, telles que les affections du cœur et des poumons. L'homme qui vit au sommet d'une colline sera au contraire plus exposé aux hémorrhagies de poitrine et à toutes les inflammations des organes de cette cavité : mais, par compensation, il sera plus agile et plus actif, son visage sera plus coloré ; il aura un meilleur appétit et les digestions plus faciles. L'air est un peu moins pesant, il est vrai, pour lui que pour l'habitant de la plaine, mais il est plus dépouillé de matières étrangères, et moins sujet à se pénétrer d'un excès de chaleur ; il est donc à la fois plus pur et plus dense.

Ainsi l'on peut dire en thèse générale, qu'habiter sur une élévation moyenne, c'est réunir, outre une foule d'agrémens, les conditions principales pour une bonne et facile respiration, clef des autres fonctions vitales.

L'élévation *médiocre* que nous recommandons n'ira pas

à plus d'une centaine de toises au-dessus du niveau moyen de la mer; le point culminant de Montmorency ne dominant ce niveau que de 72 toises, nous jouissons d'une position très-favorable à la santé; la hauteur moyenne de notre vallée est de 20 à 22 toises.

Les hautes montagnes de 500 à 4,000 toises, à mesure qu'on les gravit, offrent un air de plus en plus rare, qui n'exerce plus sur nos corps une pression capable de contenir les fluides intérieurs; la respiration devient plus gênée, le pouls s'accélère, les forces diminuent progressivement, et si l'on persistait la mort pourrait arriver soit par l'absence de l'aliment principal, soit par la rupture des vaisseaux non comprimés, gorgés de fluides qui tendent toujours à se dilater dans cette espèce de vide. La pesanteur de l'air la plus convenable à l'entretien de la santé et à la durée de la vie ne doit pas faire monter à moins de 27 pouces et demi le mercure du baromètre; il vaudrait encore mieux qu'il montât plus près de 28 pouces.

Si vous tenez à la main un baromètre, il vous donnera toujours la mesure exacte de la pression atmosphérique; la colonne de mercure y descend à mesure que vous gravissez une montagne, et elle y monte au contraire à mesure que vous descendez. Le baromètre de l'Observatoire de Paris, placé au premier étage, s'y trouve à 33 toises 4 pieds au-dessus du niveau de la mer (65 mètres), et la colonne de mercure s'y soutient, en terme moyen, à une hauteur de 27 pouces 11 lignes (756 millimètres); sous cette pression le corps d'un homme ordinaire, dont la surface est évaluée à un mètre carré, est chargé de 20,982 livres d'air (10,271 kilogrammes).

Transportez le baromètre à l'élévation *médiocre* de 100 toises au-dessus de la mer, le mercure ne s'y soutiendra en terme moyen qu'à la hauteur de 27 pouces 6 lignes (744 millimètres), et votre corps ne sera plus chargé que de 20,651 livres d'air (10,109 kilogrammes); il y soutiendra donc 331 livres de moins qu'à l'Observatoire de Paris ; le poids de l'air aura diminué d'un soixantième à peu près. Cette différence est trop peu sensible pour troubler le jeu de la respiration.

§ IV. — DES VENTS.

Les constitutions atmosphériques sont souvent modifiées, changées même, soit généralement, soit en particulier pour certaines personnes ; ces variations sont dues tantôt à quelque dérangement dans l'équilibre de l'électricité, tantôt à l'action chimique de diverses émanations, tantôt enfin à l'influence hygrométrique des vents qui, après avoir balayé des mers ou des continens, augmentent ou diminuent l'humidité de l'air, et y tiennent suspendus à diverses hauteurs, des miasmes plus ou moins délétères, quelquefois apportés de fort loin (§ 5 à 10).

Pour comprendre la formation des vents, rendez-vous compte de l'ascension du courant qui s'établit dans une cheminée. La couche d'air touchée par la flamme s'empare vivement d'une dose de chaleur qui la dilate. Cette couche, devenue ainsi plus légère que l'air ambiant, s'élève et s'enfuit dans le canal de la cheminée ; elle est immédiatement remplacée par une seconde couche d'air froid, qui se met à son tour en contact avec la flamme, s'imprègne de calorique, et s'enfuit aussi en montant, pour faire place à une troisième couche, que d'autres couches suivront rapidement tant que le feu sera entretenu ; substituez à l'ardeur de votre foyer l'immense action de la chaleur solaire sur le globe terrestre; les couches d'air successivement échauffées par le contact de la terre s'élèveront vivement vers le haut de l'atmosphère, et seront aussitôt remplacées par de nouvelles couches qui se seront échauffées à leur tour. Ces énormes courans d'air seront beaucoup plus rapides dans les régions équatoriales où les feux du soleil exercent leur plus grande puissance ; notre zône tempérée aura des courans moins impétueux. Tant de mouvemens variés et inégaux ne peuvent manquer d'agiter l'atmosphère, tantôt dans une direction, tantôt dans une autre, d'après des lois encore peu connues, et dont la discussion ne saurait entrer dans le plan de cet opuscule.

§ V. — TEMPÉRATURE CHAUDE ET HUMIDE.

Elle est amenée par les vents du midi et du sud-ouest qui nous arrivent pénétrés de la chaleur des contrées intertropicales. Plus l'air est chaud, plus il est propre à tenir en solution l'eau qui, à l'état de vapeur, s'est dégagée de la surface des mers ; mais cette eau, parfaitement en solution dans l'air, échappera à tous nos sens, et sa présence ne nous sera révélée par aucun de nos instrumens hygrométriques. Tant que l'air n'en sera pas surchargé, elle restera ainsi à l'état latent, vésiculaire, et ne troublera en rien la transparence de l'atmosphère. Si, au contraire, l'air a entraîné dans sa course plus d'eau qu'il n'en peut tenir en complète solution, l'excès d'humidité, ne trouvant plus de chaleur libre qui la dilate, se condensera et deviendra visible sous forme de brouillard, de nuage ou de pluie.

Il semblerait que l'air, ainsi surchargé d'eau, dût se trouver plus lourd ; mais le baromètre, qui descend alors, nous apprend que l'atmosphère humide perd une partie notable de son poids. L'air, devenu plus léger, plus rare, n'alimente plus le poumon avec assez d'abondance ; on respire plus difficilement ; on se sent lourd, paresseux ; le moindre mouvement paraît une fatigue ; on éprouve des bourdonnemens d'oreilles et des étourdissemens, le sang afflue à la face, la tête s'alourdit et l'on peut même craindre un coup de sang : le système nerveux est comme frappé de stupeur, il y a inaptitude à tout travail intellectuel. Ces symptômes se manifes-

tent surtout à l'approche d'un orage. L'humidité chaude qui
règne étant la condition la plus favorable à la décomposition
des substances végétales et animales, l'air se charge des
émanations putrides de ces corps et devient la cause la plus
puissante des fièvres adynamiques, typhoïdes, pestilentielles.
Cette température convient pourtant aux personnes affectées d'inflammation du poumon, de pneumonie, de rhumes
(bronchites); mais elle est nuisible en général, surtout
pour les asthmatiques que tourmente continuellement le
besoin d'un air vif, sec et frais, et pour les personnes sujettes aux congestions des poumons par hypertrophie du cœur.

§ VI. — TEMPÉRATURE CHAUDE ET SÈCHE.

L'air chaud nous paraît sec lorsque l'eau qu'il contient
toujours s'y trouve parfaitement combinée, et que dans cet
état de solution complète elle ne peut se manifester à nos
sens. Cet air, éminemment favorable aux fonctions du cerveau, stimule tous les nerfs et facilite les travaux intellec-
tuels; il stimule aussi l'action contractile des organes du
mouvement. Quoiqu'il ne fortifie en rien les tissus et n'en
augmente pas l'énergie, il accélère légèrement la respiration et la circulation. S'il ne fournit au poumon qu'un aliment raréfié et insuffisant, il en multiplie les inspirations
pour compenser par leur fréquence leur peu d'étendue.
Quand il est trop chaud et trop sec, c'est-à-dire quand il
élève à plus de vingt degrés le thermomètre de Réaumur,
sa faculté absorbante prédomine et amène par l'excès de
transpiration une faiblesse musculaire accompagnée d'une
excitation cérébrale, au point de produire l'insomnie, des
urines plus rares et plus colorées, l'augmentation de la soif,
la diminution de l'appétit, une disposition aux affections in-
testinales, hépatiques, etc.

La température la plus agréable, la plus propre au plein
exercice de nos fonctions, et à l'entretien d'une santé par-

faite, maintiendra le thermomètre entre 15 et 20 degrés ; elle procure alors ce bien-être qui nous charme, après un hiver froid et humide, au retour du printemps.

Un été sec et chaud, lorsque le vent du sud-est a régné trop longtemps, peut produire des effets analogues à ceux que produit le froid sec ; la réunion du calorique et de la lumière solaire, en exaspérant la prédominance biliaire, stimule fortement nos organes : de là des érysipèles bilieux, des coliques hépatiques, des fièvres gastrites simples ou bilieuses, puis les fièvres angioténiques, vulgairement fièvres ardentes, qui se compliquent bientôt d'adynamie et d'éruption miliaire si l'on abuse, comme on le fait trop généralement, des évacuations sanguines ou des médicamens trop stimulans. C'est principalement vers le mois de juillet et d'août que l'on voit sévir les affections bilieuses ; elles prennent promptement un caractère épidémique, et se prolongent souvent tout l'hiver sans que le froid y apporte de changemens sensibles. Si le commencement de l'automne amène une température humide et chaude, on voit les fièvres précédentes se convertir en fièvres muqueuses adynamiques, en dysenterie, en fièvres pernicieuses. C'est ce dont nous avons été témoin en 1838. Après les chaleurs sèches de juillet et d'août, les mois de septembre et d'octobre ayant été doux et très humides, nous avons eu pendant ce temps bon nombre de fièvres adynamiques, de dysenteries, de fièvres de mauvaise nature avec éruptions.

§ VII. — TEMPÉRATURE FROIDE ET HUMIDE.

Elle règne à la fin de l'automne et en hiver sous l'influence des vents d'ouest et de nord-ouest ; son action pernicieuse trouble les fonctions sécrétoires de la peau, ou produit sur le corps une impression douloureusement perçue. L'humidité qu'on absorbe avec excès rend les urines plus abondantes et les évacuations alvines moins sèches ; l'exha-

lation cutanée est devenue presque nulle ; les tissus se re-
lâchent et ne réagissent plus que faiblement contre les agens
extérieurs ; les causes morbifiques agissent alors avec une
intensité qui ne rencontre plus assez de résistance. Aussi
le froid humide détermine-t-il souvent des rhumatismes, des
congestions, des fluxions, en excitant les membranes muqueuses, particulièrement celles des poumons (bronchites
pneumonie), celles des intestins (gastrites entérites), celles
du nez, coryza ou rhume de cerveau.

Chez les personnes sanguines dont la poitrine est irrita-
ble, cette température produit de violentes pneumonies ; per-
pétue des catarrhes, des maux de gorge, des irritations aiguës
des bronches ; et enfin lorsqu'elle règne habituellement elle
dispose à toutes les maladies du système lymphatique.

Si tous les auteurs d'hygiène et de topographie médicale
s'accordent à la considérer d'une manière absolue comme
la plus nuisible (et elle l'est en effet pour la majorité des
constitutions), il n'en est pas moins constant que chez des
personnes douées d'une grande vigueur, d'un tempérament
bilieux sec, elle produit au contraire un bien-être marqué
et un accomplissement parfait de toutes leurs fonctions.

Le docteur Londe, dans son article sur l'air atmosphérique, dit : « Il est beaucoup de personnes, et je suis de ce
» nombre, qui ne se portent jamais mieux que par le froid
» humide. Elles éprouvent, lorsque la température, à quel-
» ques degrés au-dessous de zéro, laisse précipiter un brouil-
» lard épais, un bien-être physique et moral indicible qui,
» en peu de jours, donne à leur teint de la coloration, à
» leurs mouvemens de la vigueur, et modifie avantageuse-
» ment leur constitution. »

L'impression pénible que produit sur le corps le froid
humide est un inconvénient auquel il est facile de remédier
par les vêtemens, par une nourriture stimulante, par la chaleur artificielle.

§ VIII. — TEMPÉRATURE FROIDE ET SÈCHE.

Elle est ordinairement déterminée par les vents du nord et de l'est ; l'air, dépouillé par leur action d'une partie de son humidité et de sa chaleur, se condense et reprend les conditions favorables de pesanteur (§ 3) sous lesquelles il devient plus respirable ; il fournit alors aux poumons avec abondance un aliment qui facilite la formation du sang artériel et le rend plus riche, De là, nutrition parfaite de tous les organes, développement des forces musculaires, et disposition au tempérament sanguin. Cette augmentation dans la formation du fluide sanguin ne résulte pas seulement de la densité de l'air par une température froide et sèche ; il faut encore tenir compte de la diminution de la transpiration, de l'activité des mouvemens, de l'appétit plus vif, de la rapidité avec laquelle se font les digestions et de la rareté des excrétions alvines ; à la vérité, quelques excrétions se manifestent plus abondamment, telles que les exhalations des membranes muqueuses nasale et bronchique et la sécrétion urinaire ; mais elles ne peuvent compenser les excrétions qui arrivent par un relâchement général de tous nos tissus pendant une température chaude et médiocrement humide. Pour que le froid sec produise ces avantages il ne faut pas qu'il soit excessif ; dès qu'il marque au thermomètre plus de 7 à 8 degrés au-dessous du zéro de Réaumur, l'impression en devient pénible ; il commence à empêcher la réaction de nos organes, et s'il reste trop longtemps aussi rigoureux il dispose aux congestions sanguines de tous les organes, aux hémorrhagies, aux inflammations de la poitrine, aux phlegmasies de la peau. Cependant il est salubre en général par la sérénité qu'il entretient dans l'atmosphère où il neutralise les émanations nuisibles des corps. Aussi la vie humaine est-elle plus longue chez les peuples septentrionaux que chez les autres (1).

Si le froid est très intense, qu'il dépasse 12 à 14 degrés sous zéro, et que son action sur notre corps prolonge trop la sensation douloureuse qu'il produit, les fonctions s'engourdissent par la cessation du jeu des organes ; la sensibilité s'efface ; le cerveau paraît ne plus percevoir comme s'il était frappé d'inertie ; l'individu devient insensible à tout ce qui l'entoure, et bientôt tombe dans un lourd sommeil dont il ne se réveillera jamais à moins qu'une main charitable ne vienne à son secours. Heureusement le froid produit rarement ces effets ; il faut qu'il y ait sensation douloureuse et

(1) Les vents jouant le premier rôle dans les diverses températures que nous venons de passer en revue, nous transcrirons ici un paragraphe du rapport si complet de la commission chargée de suivre la marche et les effets du choléra.

« Les vents qui règnent le plus communément sur l'horizon de Paris, dit » le savant rapporteur, sont ceux de sud, de sud-ouest, de l'ouest, du nord, » du nord-ouest. Sur une année moyenne déduite d'une série d'oservations » recueillies à l'Observatoire royal pendant vingt-sept ans, ces vents soufflent » pendant deux cent soixante-dix-neuf jours ou les trois quarts de l'année : » ceux d'est, nord-est et sud-est pendant quatre-vingt-six jours ; ils amènent » constamment avec eux, dans l'été un ciel pur et de beaux jours, dans » l'hiver un froid vif et piquant. Les vents les plus fréquens au contraire » chargent l'atmosphère de nuages épais, donnent des jours sombres, des » pluies, des brouillards, des neiges ; causent une température quelquefois » molle et chaude, le plus souvent humide et froide. De cette direction ha- » bituelle des vents résulte la constitution de l'année. On y compte cin- » quante-sept jours de chaleur, cinquante-huit de gelée, douze où il neige, » cent quatre-vingts avec du brouillard, cent quarante où il pleut. Un pareil » état de l'atmosphère rend compte des hivers si longs et des printemps si » âpres et si froids. Cependant malgré ce tableau, malgré ces variations de » température subite, le climat sous la latitude de Paris n'est pas malsain. » Des étés chauds et de très beaux automnes surtout dédommagent des ri- » gueurs d'un printemps dont la plus grande partie se confond avec l'hiver. »

Si un climat favorable est une des premières conditions de la santé, la salubrité et des lieux et des habitations n'en est pas une moins essentielle. Sous ce dernier rapport les villages de notre vallée, comparés à ce qu'ils étaient autrefois, ont beaucoup gagné.

qu'elle soit portée à un haut degré, pour que les fonctions du cerveau en soient altérées , ce qui n'aura lieu chez l'homme que s'il se trouve plongé dans une température froide qui dépasse de beaucoup de degrés les températures de son lieu natal sous l'influence desquelles s'est formée sa constitution.

Bien plus ordinairement le froid produit les effets bienfaisans que nous avons exposés au commencement de ce paragraphe; et cela a toujours lieu dès qu'il ne fait naître aucune sensation désagréable; il faut ajouter qu'on aidera beaucoup à ces heureux résultats en ayant soin d'être constamment couvert de vetèmens chauds, nourri d'alimens toniques, propres à développer de la chaleur, et en ne négligeant pas de se livrer à quelques exercices physiques surtout après le repas.

§ IX. — VICISSITUDES DES TEMPÉRATURES. — PASSAGE BRUSQUE
DU CHAUD AU FROID.

Si les températures stables méritent de fixer notre attention, les températures variables exigent une étude beaucoup plus compliquée. Que de phénomènes à suivre dans leurs vicissitudes , dans ces brusques transitions du sec à l'humide, du froid au chaud et *vice versa*! Quand, par exemple, notre corps se trouve plongé dans un air sec et chaud et que tous les organes se sont disposés à réagir avec énergie contre l'action un peu débilitante de cette chaleur, si un froid marqué vient nous surprendre par une attaque subite, l'organisme n'a pas le temps de proportionner aux influences extérieures ses moyens de résistance, et cette agression inopinée cause dans nos fonctions une rupture d'équilibre.

D'abord la transpiration brusquement supprimée ne tenant plus ouverts les pores de la peau, ce tissu contracte ses mailles et refoule le sang sur les organes intérieurs. De là les inflammations de la gorge, des bronches, du poumon, du foie, des intestins, des reins, quelquefois même du cerveau, enfin de tout organe qui dans ce moment se trouve plus faible que les autres et moins propre à repousser l'abord de ce sang répercuté.

Les personnes étrangères à l'art de guérir s'imaginent généralement que l'eau de la transpiration, brusquement refoulée à l'intérieur, va se jeter sur les organes et les irrite par une âcreté particulière ; elles se persuadent qu'elles n'ont, pour se soulager, d'autre moyen que le rappel de la transpiration. Dans cette erreur, trop souvent funeste, elles ont recours à des tisanes stimulantes qu'elles jugent diaphorétiques, et elles redoublent ainsi l'inflammation de l'organe affecté. Elles empêchent par là le rétablissement de la transpiration qui n'est jamais disposée à reparaître tant qu'un organe est violemment enflammé, et elles expirent avant d'avoir réussi à jeter une goutte de sueur. Ce préjugé pernicieux est tellement enraciné chez les habitans de la campagne qu'on doit désespérer de les ramener à un raisonnement sain. Au lieu de consulter un médecin, ils s'obstinent à vouloir rappeler ce qu'ils appellent transpiration rentrée ; l'eau-de-vie et le vin chaud, souvent aromatisé, leur fournissent un stimulant énergique, dont le seul effet est de perpétuer des affections qui se seraient promptement dissipées sous l'influence d'une médication rationnelle.

§ X. — PASSAGE BRUSQUE DU FROID AU CHAUD.

La transition brusque d'une température froide à la chaleur, tout en produisant des effets diamétralement opposés à ceux de la transition contraire, est bien moins dangereuse parce qu'elle n'agira que sur les organes extérieurs, sur la périphérie du corps ; les fluides que le froid avait congestés au dedans se dilatent, distendent les vaisseaux et se portent rapidement à la peau. Celle-ci se relâche, les pores s'ouvrent, la sueur abonde et débarrasse l'économie de son

excès de chaleur. Si toutefois la nouvelle température un
peu trop chaude surprend l'estomac trop chargé d'alimens,
le sujet respirera d'abord avec difficulté ; il y aura de l'oppression, de l'angoisse, même des évanouïssemens, des suf-
focations, et quelquefois apoplexie. Le mal se bornera plus
souvent à une simple indigestion, à un saignement de nez,
à un crachement de sang ; d'autres fois on éprouvera des
vertiges ou une douleur intense dans la tête. Ce cas se présente souvent en hiver, lorsque, après un repas copieux, on
va s'enfermer dans un lieu chauffé par un poêle, ou trop
petit pour le nombre des personnes qui s'y réunissent : tels
sont les salons étroits où l'usage veut qu'on s'entasse pendant les soirées; telles sont les salles de spectacle, même
garnies d'appareils ventilateurs.

§ XI. — UTILITÉ DES VARIATIONS DE TEMPÉRATURE.

Quelque graves que nous paraissent les accidens souvent
occasionnés par les vicissitudes atmosphériques, ne nous
hâtons pas de considérer ces perturbations comme un mal
absolu ; elles sont fâcheuses pour les personnes atteintes,
dont le nombre est toujours petit, mais elles sont utiles et
même nécessaires à la majorité. Tout a été parfaitement
coordonné par la sagesse suprême ; elle a imposé à la nature des lois que l'homme, dans le cercle rétréci de ses
idées et de son égoisme, fausse toujours en les interprétant
au gré de son intérêt individuel; ces lois que l'homme accuse
et voudrait changer sont pourtant le seul moyen d'existence
et la sauvegarde de la santé du plus grand nombre. Si en
effet nous demeurions plongés d'une manière permanente
dans une température rendue invariable par l'immobilité de
la constitution atmosphérique, un même système d'organes
toujours en jeu acquerrait une énergie exagérée, tandis que
les autres systèmes débilités par une invincible inertie
n'exerceraient plus les fonctions qui leur ont été assignées :

c'est la variété de température qui peut seule établir entre eux un juste équilibre. La disposition à payer par des maladies les avantages des vicissitudes atmosphériques vient toujours (excepté dans le cas de miasmes délétères) de la faute de l'homme, de la mauvaise direction des soins dont il a été l'objet dans son enfance, de son éducation physique mal entendue, des préjugés qui ont empêché de le fortifier contre ces variations salutaires.

§ XII. — VICES DE L'ÉDUCATION PHYSIQUE DES ENFANS.

Si l'enfant du riche était habitué de bonne heure à supporter l'air, et à braver progressivement les intempéries; si, au lieu de le soustraire à toute influence extérieure en le couvrant de laine par le froid, en l'abritant contre la moindre chaleur, on le façonnait par degrés au climat sous lequel il doit vivre, il aurait bien moins à redouter tout d'abord les accidens de la dentition et plus tard cette foule de maladies auxquelles l'exposent la mollesse de ses chairs, la délicatesse de sa peau et la susceptibilité de toute son organisation. Ce n'est pas que la leçon manque; les habitans de la campagne l'ont toujours donnée : chez eux l'enfant s'élève, grandit et devient homme robuste sans avoir subi cette série d'indispositions qui assiègent et frappent les fils énervés de l'opulence, dès leurs premiers jours, grâce à la sollicitude exagérée de leurs parens. Ces tristes victimes d'une tendresse inconsidérée, après une enfance chétive, entrent dans l'adolescence : on pourrait encore, quoique un peu tard, les fortifier par un régime mieux entendu contre les assauts des saisons : mais le soin de leur santé s'efface devant le besoin de les produire dans le monde; ils n'auront pas la vigueur de leur âge, qu'importe, s'ils acquièrent le bon ton de la société; il leur faudrait beaucoup d'exercice sous l'influence d'un air vif et pur; mais l'usage veut qu'ils courent les soirées et les spectacles au milieu d'un air vicié de toute

manière. L'étiquette y tient en réserve pour les jeunes personnes des faiblesses et des attaques de nerfs ; je connais
des dames qui ne peuvent rester plus de deux heures dans
ces réunions où l'on se foule, sans éprouver tous les symptômes d'un empoisonnement ; d'autres, plus heureuses, en
sont quittes pour des syncopes.

L'habitant des campagnes, surtout dans le voisinage des
grandes villes, commence à s'éloigner aussi des indications
de la nature ; il aspire à voir aussi ses enfans étiolés se flé-
trir en serre chaude.

§ XIII. — MOYEN DE FORTIFIER LES CONSTITUTIONS DÈS L'ENFANCE.

Analysons en peu de mots les conseils que donne un sage
praticien pour l'éducation physique de l'enfance. — Le
nouveau-né sera tenu chaudement, parce que l'impression
du froid serait douloureuse pour une peau à peine couverte
d'épiderme, et sortant d'un liquide dont la température est
d'une trentaine de degrés. Il sera soigneusement défendu,
pendant les six premières semaines de la vie, contre les vicissitudes naturelles de chaque journée et contre toute attaque
accidentelle. Après ces quarante jours de précautions, on
l'habituera peu à peu à l'air, car il viendra bientôt un temps
où, surveillé avec un soin moins assidu, il aura souvent la
chance de rester exposé au froid. L'enfant, endurci de bonne
heure, n'aura pas à redouter la plupart des accidens qui
accompagnent la première dentition, ou il sera plus capable
d'y résister. Si la dentition commence avant que le sujet
soit habitué à braver l'air, on n'entreprendra rien avant que
ce temps de crise soit passé, et l'on continuera de le garan-
tir contre le froid.

Après la dentition on l'habituera par degrés à rester tête
nue ; on le couvrira de vêtemens de plus en plus légers ; on
le tiendra constamment éloigné du feu, on fera sa toilette

d'abord avec de l'eau tiède, et l'on arrivera par gradation à l'usage exclusif de l'eau froide. Par ces moyens sa peau s'endurcira et les houppes nerveuses de cette enveloppe se feront à l'action du froid.

Le sujet parvenu à l'âge adulte, pour ne point perdre la précieuse faculté de résister aux impressions de froidure et de chaleur, évitera en hiver de garder les appartemens bien fermés et chauds; il aura soin en été de s'exposer à l'action des rayons solaires au lieu de se claquemurer dans des appartemens frais.

Quand on n'a pas eu le bonheur d'être élevé avec cette prudence, et qu'on n'est pas endurci contre les intempéries, il est trop tard pour les braver : on n'a d'autres ressources que de s'y soustraire. On se mettra sur ses gardes à chaque changement des saisons; on se tiendra au frais pendant les chaleurs, au chaud pendant la froidure; on mesurera l'épaisseur de ses vêtemens au degré de la température, surtout lorsqu'elle aura éprouvé des variations trop brusques; on est enfin irrévocablement condamné à veiller sans cesse sur soi-même et à interroger toutes ses sensations.

Nous ne terminerons pas cet article sans faire connaître aux pères de famille qui auraient à redouter pour leurs enfans une sollicitude maternelle exagérée, un précepte qui résume en peu de mots une partie de l'hygiène de l'enfance, une parole d'un brave et digne militaire (puisqu'il est l'ami du philantrope par excellence si connu dans notre vallée, nommé le frère de la charité, le frère de la bienfaisance) qui, jouissant d'une parfaite santé après avoir eu à supporter toute sa vie les plus rudes intempéries, souffrant de toutes ces petites précautions dont on fatiguait la jeunesse de ses enfans, entendant sans cesse, *prenez garde*, il fait trop chaud, *prenez garde*, il fait trop froid, il pleut, etc., s'écria un jour un peu impatienté, *je ne veux pas qu'ils prennent garde* : il avait raison, c'est ainsi qu'il en fit des hommes.

§ XIV. — MODIFICATIONS DES CONSTITUTIONS ATMOSPHÉRIQUES
PAR LE JEU DES ÉLECTRICITÉS.

Le globe terrestre et tous les corps qu'il contient ou qui l'environnent sont pénétrés d'un fluide impondérable et invisible qui est resté longtemps ignoré : la découverte en remonte au temps de Thalès, six cents ans avant Jésus-Christ. Des philosophes qui avaient frotté un morceau d'ambre le virent avec surprise attirer à lui tous les corps légers qu'on lui présentait. Cette force inconnue agissait jusqu'à un pied de distance, et précipitait sur l'ambre la sciure de bois, la moelle de sureau, les barbes de plumes, etc. L'ambre portant en grec le nom d'*Électron*, ils donnèrent le nom d'électricité à la cause de ce phénomène.

Le fluide électrique fut considéré comme simple depuis Thalès jusqu'au physicien Dufay qui eut, en 1733, la gloire de le décomposer. Ce savant démontra qu'il y avait deux électricités, dont l'une prit le nom de fluide vitré, et l'autre celui de fluide résineux, parce qu'on développait le premier en frottant le verre, et le second par le frottement de la résine.

Le fluide vitré et le fluide résineux s'attirent fortement l'un vers l'autre pour se combiner; c'est le phénomène de l'*attraction*.

Un corps électrisé vitreusement repousse tout corps contenant la même électricité que lui ; par la même raison un corps à l'état d'électricité résineuse repoussera tout corps électrisé résineusement : c'est le phénomène de la *répulsion*.

Ainsi l'attraction a lieu entre deux fluides de noms différens, tandis que deux fluides de même nom se repoussent.

Dès que les deux fluides se sont intimement unis dans un corps, ce corps est à l'état naturel, c'est-à-dire que les deux électrieités qu'il contient par portions égales s'y neutralisent complètement, et ne donnent signe de leur présence par aucun phénomène sensible ; mais si l'une des deux vient à prédominer ; si, par exemple, une cause quelconque augmente la dose d'un des fluides seulement, la combinaison cesse, et cette séparation est accompagnée de phénomènes manifestes. La chaleur et le frottement surtout les désunissent; mais ils ont une tendance extrême à se rejoindre, ce qu'ils font avec une inconcevable rapidité toutes les fois qu'ils trouvent un corps qui se laisse facilement imprégner par eux, tel que les métaux, les liquides, l'air humide, quelques substances animales, les nerfs surtout : aussi ces corps sont-ils nommés *bons conducteurs*. On donne au contraire le nom de *mauvais conducteurs* ou de corps *isolans* aux substances qui s'opposent à l'action et au passage d'un de ces deux fluides.

La terre est une source inépuisable d'électricité, et le frottement des mers sur la surface du globe est la cause puissante qui développe en grand la matière électrique; la chaleur solaire détermine de son côté, à la surface des mers et des lacs, une immense formation de vapeurs qui s'imprègnent de cette matière, et la transportent avec elles à diverses hauteurs : de là les nuages, les éclairs, la foudre, la pluie, la grêle, les aurores boréales et tous les météores , c'est-à-dire tous les phénomènes qui s'observent dans l'atmosphère. Ils sont de nature aqueuse, ignée, ou aérienne. Les premiers se manifestent sous forme de *brouillard* ou de *nuage*, ou se précipitent en *pluie, serein, rosée, gelée blanche, givre, neige, grêle*, etc. Les brouillards sont occasionnés par un refroidissement subit de l'atmosphère qui dégage l'eau de sa combinaison intime avec l'air, et la rend apparente : elle ne tombe point en pluie parce que l'électricité qui concourait avec le calorique à sa combinaison n'a subi aucune modification ; les brouillards sont très fréquens dans les lieux bas et humides, le long des rivières, des étangs, des

lacs, surtout en automne et dans les climats du nord; ils
nuisent aux fruits, aux grains et favorisent le développement
des œufs des insectes.

Les nuages sont des brouillards élevés dont les molécules
aqueuses possèdent une affinité pour l'air encore plus
grande que celle des brouillards.

La pluie se compose des particules aqueuses du nuage,
condensées par le froid et ayant perdu leur affinité pour l'air
par une modification d'électricité. L'air se rafraîchit pendant la pluie parce que l'eau en le traversant lui enlève du
calorique. Les masses d'eau appelées *trombes*, qui tombent
par torrens, mêlées de grêle et avec un vent impétueux, principalement sous l'équateur et les tropiques, sont formées
par la réunion subite d'une grande quantité de gaz hydrogène et oxigène au moyen de la forte étincelle électrique, la
foudre; cette réunion de gaz se fait toujours dans un gros
nuage électrisé positivement, très voisin de la terre électrisée
en sens contraire.

Le serein, la rosée se manifestent le soir et la nuit; ils
sont occasionnés en partie par une diminution de la chaleur
de l'atmosphère qu'abandonne une portion de l'eau qu'elle
tenait en dissolution, et en partie par l'évaporation terrestre. La gelée blanche n'est que le serein et la rosée attachés
aux plantes, ou à tout autre corps sur lequel le froid de la
nuit les a conservés en glaçons.

La neige est une congélation des particules aqueuses d'un
nuage avant qu'elles aient eu le temps de se réunir en gouttes. La grêle au contraire est formée par une congélation
subite de ces particules déjà réunies en gouttes, au moyen
d'un vent très froid qui circule dans l'interstice des nuages
et les prive tout-à-coup d'un grand nombre de degrés du
calorique nécessaire à leur liquidité : la grosseur des grêlons varie suivant que l'air qu'ils traversent, plus ou moins
humide, leur cède des particules aqueuses qui se congèlent
autour du premier noyau.

L'arc-en-ciel, météore lumineux, n'est autre chose que la réfraction de la lumière du soleil par la nappe d'eau qui s'étend du nuage à la terre, et sa réflexion sur nos yeux en sept bandes diversement coloriées lorsque nous nous trouvons entre cet astre et le nuage qui verse l'eau.

Les parélies et les parasélènes sont des effets de lumière en forme de couronne souvent avec une queue très longue; ils résultent de la réflexion de la lumière solaire, ou de celle de la lune au moyen de nuages épais condensés par le froid et qui deviennent en quelque sorte comme autant de miroirs.

Les étoiles tombantes passaient pour des effets produits par l'électricité de l'air, enflammant des vapeurs hydrogénées ; on les voit surtout dans les belles nuits d'été sillonner l'atmosphère en un trait de feu dont la vitesse parait quelquefois ne pas excéder celle d'une fusée d'artifice. On sait depuis peu que ces feux difficiles à expliquer éclatent à d'énormes distances au delà des limites de l'atmosphère.

Les feux follets, flammes bleuâtres que l'on voit souvent, principalement dans les pays chauds, voltiger en l'air, surtout au voisinage des marais, des cimetières et autres lieux contenant des détritus de matières organisées, sont le résultat de l'inflammation subite par un effet électrique du gaz hydrogène carbonné et phosphoré qui se dégage de ces lieux et monte dans l'atmosphère. Cette espèce de phénomène a souvent frappé de terreur les gens de campagne, qui les attribuent à quelque chose de surnaturel.

L'aurore boréale, rougeur lumineuse, très étendue, irrégulière, semblable aux tourbillons lumineux qui terminent un grand incendie, s'observe surtout en hiver après le coucher du soleil dans les régions solaires, rarement dans les zônes tempérées, et jamais entre les tropiques; dans les régions polaires l'intensité de cette lumière est telle qu'elle éclaire parfaitement les habitans et qu'elle leur permet de vaquer à leurs affaires; elle commence ordinairement par des éclairs qui viennent en sens contraire de l'est à l'ouest, en même temps le point du nord se couvre de nuages épais et sombres, puis ils disparaissent et l'aurore boréale augmente ; d'immenses colonnes de feu jaillissent des deux points opposés et sont sillonnées d'une multitude d'éclairs. Dans nos contrées on en voit rarement, une dizaine de fois dans un siècle : celle que nous avons pu voir à Montmorency, au commencement de l'hiver 1837, était une des plus fortes que l'on observe sous notre latitude. Ce phénomène s'explique par l'instabilité de l'équilibre de l'électricité dans les régions élevées de l'atmosphère où l'air est plus dilaté ; l'air dilaté est un mauvais conducteur de l'électricité, l'air sec encore plus ; il en résulte que dans ces hautes régions où se trouve un fluide très dilaté et très sec, l'électricité se distribuera de toutes façons ; une portion d'air sera chargée d'électricité vitrée, à côté, une portion le sera d'électricité résineuse et à tous les degrés possibles : toutes ces électricités seront en équilibre instable. Tant que l'équilibre subsistera, aucune lumière ne paraîtra ; mais s'il vient à se rompre l'étincelle électrique se manifeste immédiatement, et suivant la quantité de ces étincelles et les causes qui empêcheront un établissement d'équilibre prompt, le phénomène de l'aurore boréale durera plus ou moins longtemps, et aura plus ou moins d'intensité.

Franklin fut le premier qui découvrit l'électricité dans l'air, à l'aide d'un cerf-volant élevé au moment du passage d'une nuée orageuse. M. de Romas, habile physicien de Nérac, a perfectionné depuis le cerf-volant de Franklin, et à su rendre l'électricité visible en nappe de feu tout le long de la corde.

« En étudiant l'état électrique des nuages qui passent suc-
» cessivement au-dessus du cerf-volant de Romas, on re-
» connaît par expérience, dit M. Pouillet dans son traité
» de physique, qu'il sont chargés les uns d'électricité vitrée,
» les autres d'électricité résineuse, et il s'en trouve qui sont
» à l'état naturel : il y a lieu de croire qu'ils se repoussent

» quand ils ont la même électricité, et qu'ils s'attirent
» quand ils ont des électricités contraires. » Ces attractions
et ces répulsions entrent sans doute pour quelque chose
dans les mouvemens extraordinaires qu'on observe dans le
ciel au moment des orages; le vent n'est plus alors la seule
puissance qui emporte les nuées, son influence est modifiée
par les actions électriques qui s'exercent sur ces amas con-
sidérables de vapeurs : aussi les voit-on s'approcher rapidement ou s'éloigner comme s'ils étaient poussés en sens contraire, ou tournoyer sur eux-mêmes. C'est au milieu de cette
agitation générale que l'on voit l'éclair briller et que l'on entend gronder le tonnerre.

§. XV. — EFFETS DE L'APPROCHE D'UN ORAGE SUR L'ORGANISME.

Quand les électricités de l'atmosphère sont dans un équilibre parfait, nous n'apercevons aucune action de ces fluides
sur notre corps ; si, au contraire, il y a différence marquée
dans leurs proportions, lors même que l'électricité qui sur-
charge l'air serait encore silencieuse, elle se manifestera par
des signes plus ou moins sensibles et ayant plus ou moins d'action sur notre économie au point de modifier ou de pervertir
nos fonctions, à moins cependant que l'air ne soit sec et
isolant, et les nuées à une grande hauteur ; lorsqu'elles
sont très près du globe, beaucoup de sujets éprouvent des
troubles dans la digestion, des borborygmes, des coliques,
quelquefois la diarrhée, des vomissemens et même des
mouvemens convulsifs. Les personnes nerveuses tombent
dans un accablement particulier, ont de la gêne dans la
respiration, un sentiment d'oppression, des tremblemens
dans les membres, une anxiété mêlée d'agitation, qui leur
font pressentir l'orage que rien n'annonce encore. D'autres
ressentent des douleurs vagues dans les articulations, sur
les cicatrices d'anciennes blessures, à l'endroit de la sou-
dure des fractures, au bout des membres amputés, sur les

indurations de la peau des pieds appelées cors et durillons.
Le retour de ces sensations est toujours pour elles l'indice
d'un changement de temps.

La frayeur augmente souvent ces malaises, et quelquefois
elle en est l'unique cause, car la raison se tait chez beaucoup
de personnes devant la puissante voix du tonnerre ; elles
ne tarderaient pourtant pas à se rassurer si elles pouvaient
comprendre que de toutes les causes de destruction qui
menacent la vie humaine, la foudre est celle qui frappe le
moins de victimes. Que de milliers de chances contre celle
qui ferait tomber le tonnerre sur la maison que vous ha-
bitez, et s'il frappe votre maison, que de chances encore
contre celle qui le conduirait précisément sur votre personne !

Dans l'état actuel de nos connaissances il nous est permis
de rapprocher les phénomènes des orages de ceux que
produit l'électricité avec lesquels ils ont une identité re-
connue.

Nous savons que l'électricité est composée de fluides qui
tendent avec une grande puissance à se réunir lorsqu'ils ont
été séparés ; cette réunion se fait avec dégagement de lumière et production d'un bruit d'autant plus fort que les
deux fluides se réunissent en plus grande masse. Il faut se
trouver à l'endroit de cette réunion pour courir le danger
d'être frappé. Mais souvent l'électricité de la terre, lorsqu'elle trouve un bon conducteur, monte à la rencontre
de celle du nuage (ce qui a fait dire à plusieurs observateurs
que la foudre peut se porter de bas en haut, et M. Arago
en cite plusieurs exemples) ; la combinaison se fait alors
au-dessus de nos têtes à toutes les hauteurs possibles jusqu'au voisinage du nuage et sans danger pour nous; en
outre, une foule de coups fulminans n'ont lieu que d'un
nuage à l'autre, à cent ou deux cents pieds au-dessus de
nous. Le danger n'existe que lorsque le fluide du nuage
arrive rapidement jusqu'en terre et que l'on se trouve sur

son passage, ou très près, ce qui est rare relativement au nombre des orages.

Un paratonnerre bien établi nous garantit, parce qu'il atténue, divise l'électricité du nuage, et qu'il s'oppose à sa réunion avec celle de la terre, d'une manière subite et par de larges surfaces.

L'expérience de la machine électrique nous en donne la preuve : Présentez à cette machine chargée d'un fluide électrique une pointe métallique en communication avec la terre ; les deux électricités se réunissent sans étincelle ni autre bruit qu'un léger frémissement. Substituez à la pointe métallique un conducteur non acuminé, l'étincelle et le bruit deviendront manifestes ; augmentez progressivement la largeur des surfaces et la puissance des masses, vous arriverez à la foudre qui n'est autre chose que la réunion d'une masse d'électricité du nuage avec une masse d'électricité de la terre.

L'action atténuante des paratonnerres est cette même réunion par de minimes surfaces et par un jet très mince en une colonne du volume de l'extrémité la plus aiguë de la tige métallique, de sorte que le paratonnerre conduit, d'une manière continue, l'électricité du nuage au centre commun pour le rétablissement de l'équilibre, ou peut-être que dans certaines circonstances il conduit aussi l'électricité de la terre à la rencontre de celle du nuage, et que leur combinaison se fait lentement et sans bruit à la surface de la pointe métallique par de minimes surfaces, par conséquent sans bruit et sans dégagement de lumière bien visible.

§ XVI. — MOYENS D'ÉVITER LA FOUDRE.

Le plus sûr de ces moyens est de se placer au-dessous d'un paratonnerre établi *avec toutes les précautions requises*. On a longtemps contesté l'utilité de ces appareils dus au

génie de Franklin, mais la savante notice de M. Arago sur le tonnerre, publiée dans l'*Annuaire du bureau des longitudes*, pour l'an 1838, vient de résoudre la question. Après un relevé aussi étendu que scrupuleux des faits recueillis dans tous les lieux, par les opinions les plus contradictoires, l'auteur termine par cette conclusion : « Les para-
» tonnerres n'ont pas seulement pour effet de rendre les
» coups foudroyans inoffensifs ; par leur influence le nombre
» de ces coups est, en outre, considérablement réduit. »

Celui qui n'a pas de paratonnerre à opposer à la foudre diminuera singulièrement le danger de recevoir une décharge électrique en se tenant dans le milieu de sa plus grande pièce, assis sur une chaise et les pieds posés sur une autre, n'ayant sur lui rien de métallique ; il aura soin de n'avoir aucune personne trop près de lui. La nuit, il écartera son lit de la muraille, surtout si elle est du côté où gronde le tonnerre. S'il se trouve en plaine, il n'ira point se réfugier sous un arbre élevé, ni même sous un buisson, car les végétaux, par leur humidité intérieure, sont d'excellens conducteurs que l'électrité aime à suivre. A pied, à cheval ou en voiture, il s'arrêtera ou prendra l'allure la plus paisible, parce qu'un mouvement rapide établirait un courant où s'engagerait de préférence la matière fulminante. Il évitera les lieux et les édifices élevés, surtout lorsqu'ils seront terminés en pointe, et s'il s'y trouve des masses de métal, même cachées au milieu de la maçonnerie ; il n'entrera ni dans une grange, parce que l'humidité qui reste longtemps encore dans les récoltes y attire souvent la foudre ; ni dans une bergerie, ni dans une étable, ni dans une salle pleine de monde, parce que la transpiration de tant d'êtres vivans, réunis dans un même lieu, forme une colonne humide qui appelle l'électricité, et parce que plusieurs êtres vivans qui se touchent sont souvent frappés tous à la fois.

3

§ XVII. — QUELLE CAUSE DÉTOURNE LES ORAGES DE
MONTMORENCY.

Les orages sont très rares à Montmorency, et très faibles
quand il y en a. Le violent ouragan qui, le 5 septembre
1838, a éclaté sur Paris et sur une foule d'autres lieux où la
grosseur des grêlons a causé tant de dommages, s'est pré-
senté en plein devant notre colline, après nous avoir
envoyé son courrier ordinaire, un grand coup de vent
succédant à un calme parfait. de l'atmosphère, calme
si rare sur nos hauteurs. La nuée, dont la largeur était médiocre, s'étendait du nord-ouest au sud-est; elle était régu-
lièrement coupée en ligne droite sur son bord supérieur et
sur son bord opposé; on y apercevait trois feuillets super-
posés, et peu distans l'un de l'autre, mais formant évidemment une masse commune. Les rayons du soleil couchant,
qui se glissaient horizontalement entre ces deux feuillets,
donnaient à toute la nuée une teinte orangée vive d'un effet
admirable, que n'effaçait point l'eau épanchée abondamment
par le bord inférieur.

Nous nous attendions à voir passer sur nos têtes ce nuage
formidable; mais il sembla s'arrêter comme devant un obsta-
cle invincible; les trois feuillets s'agitèrent de mouvemens
désordonnés, qui faisaient dépasser tantôt la couche la plus
élevée, tantôt celle du milieu, tantôt celle du dessous, sans
qu'aucune pût continuer sa route en ligne droite. Pendant
cinq minutes que dura cette confusion le nuage versa beaucoup d'eau sur Enghien, Eaubonne, Margency et Montlignon, sans nous en donner une seule goutte. Enfin la portion du nuage en direction de Saint-Gratien s'éclaircit et se
divisa bientôt en deux colonnes tournant à droite et à gauche notre colline que l'orage n'avait pu aborder de front.
La colonne ouest, sans rien perdre de sa fureur, se porta
sur Saint-Prix, Montlignon, Bouffemont, pour continuer

vers le nord; l'autre tourna vers Sarcelles, puis se réunit
bientôt à la première au-delà de Montmorency pour marcher de concert avec elle dans la même direction. Le lendemain je pris des informations dans les villages environnans ;
ils avaient été maltraités comme Paris, tandis que Montmorency n'avait entendu que des roulemens de tonnerre fort
ordinaires, et n'avait reçu, au lieu de grêlons, qu'une gi-
boulée comme celles du mois de mars. L'extrémité des
fragmens de la division finit par nous verser une bonne on-
dée; mais aucun dégât ne signala pour nous cet orage si funeste pour tant d'autres lieux.

Le phénomène que je viens de décrire est assez commun
à Montmorency. où il est souvent observé quand l'orage
arrive du sud. On le voit de notre amphithéâtre s'avancer
impétueusement, inondant les plaines de Saint-Denis et de
Colombes ; la nuée sillonnée d'éclairs a déjà tout ébranlé
par les roulemens du tonnerre; mais parvenue à la colline
privilégiée, elle marque un temps d'arrêt, puis se divise
en deux colonnes, dont l'une court en grondant porter ses
eaux et ses ravages entre Ecouen et Gonesse, tandis que
l'autre se dirige entre Pontoise et Saint-Prix.

La ville de Niort voit toujours, comme nous, les orages se
dissiper à son approche ou la tourner dans certaines directions; M. Blavier, ingénieur des mines, attribue ce phénomène à l'action conductrice de plusieurs masses de diorite
grenue ou compacte (Grünstein) qui se montrent dans cette
contrée. Notre colline est-elle aussi dans des conditions
géologiques qui lui assurent un si précieux avantage? Ce
n'est qu'au moment de livrer cet opuscule à l'impression que
je puis hasarder une réponse à cette grande question. On a
découvert sur les Champeaux, il y a quelques jours seulement, dans un terrain qu'on vient de livrer à l'exploitation
de la pierre meulière, une couche ferrugineuse qui avait
échappé jusqu'ici à toutes les investigations. Conduit sur les
lieux par un de mes amis, je reconnus une couche de fer

oxidé rubigineux, terre ferrugineuse de couleur noirâtre
et d'un brun foncé sans aspect métallique, cassante, entre-
mêlée de petites pierres jaunes ou ocrées, composée par
places de grains très-noirs, et semblable au fer oxidulé amor-
phe de Brard. On y trouve aussi disséminé du fer géodique,
pierre d'aigle, en géodes ovoïdes ou sphériques' et quelquefois sans forme. Cette couche, qui a un pied d'épaisseur,
paraît très-étendue, car nous l'avons retrouvée à un quart
de lieue sur la route de Blémur ; elle est très voisine de la
superficie du sol près de Montmorency ; mais elle plonge in-
sensiblement en gagnant vers le nord. Brard regarde cette variété de terre ferrugineuse géodique comme très riche en
fer métallique. Voilà donc notre colline pourvue d'élémens
analogues à ceux que présentent les deux collines de Niort.
M. Arago ajoutera ces documens à ceux qu'il a déjà recueillis dans sa *notice sur le tonnerre*, et nous attendrons
ses conclusions. Ce savant ne s'étonne nullement de l'influence que la nature du sol pourrait exercer sur les nuées
orageuses. « Ce serait, dit-il, une grande découverte dans
la physique du globe que la *preuve* d'une liaison intime et
prononcée entre la nature géologique des terrains et le
nombre ou la force des orages. »

Le P. Cotte, de l'Oratoire, a écrit, il y a plus de soixante ans,
que notre colline nous mettait à l'abri des orages ; mais il se
trompe évidemment en paraissant croire que c'est parce
qu'elle est couverte de bois, puisque tant de côteaux boisés
sont souvent frappés de la foudre, et que ceux de Sanois
et de Franconville, nos voisins, sont précisément sur la direction que suivent les nuées orageuses lorsqu'elles sont
déviées par notre colline.

M. Arago parle aussi de la position et de la structure de
certaines églises à clocher élevé comme de *très bons paratonnerres* ; mais il faut que, dans la conformation de ces
édifices, des conducteurs métalliques existent sans inter-
ruption, ou avec de très courtes intersections depuis le

sommet du clocher jusqu'en terre, soit que ces conducteurs
se trouvent pris dans la maçonnerie, soit qu'on les ait placés
au dehors pour une utilité quelconque. L'église de Saint-
Martin de Montmorency se trouve merveilleusement placée
pour agir sur les nuées orageuses. Située au milieu de notre
amphithéâtre, sur un tertre fort élevé qui domine déjà tout
le bas de la ville et le reste de la vallée, son clocher a
130 pieds d'élévation au-dessus de ce tertre. Plus haut que
tout ce qui l'environne, il est le premier point culminant que
rencontrent les nuées chargées d'électricité venant du midi,
par conséquent très exposé à être foudroyé ; cependant ni
la mémoire des hommes ni la tradition ne peuvent témoi-
gner d'un semblable fait : il est donc permis de soupçonner
que notre église a quelque influence sur le phénomène de
répulsion dont nous avons parlé ; il s'y trouve bien de larges
plaques métalliques qui recouvrent les arêtes du sommet
et du versant de la toiture jusqu'aux larges gouttières en
plomb qui vont se terminer en un conduit métallique dans
le terrain voisin et toujours humide de la propriété de
madame Véry ; mais la base de la flèche est loin d'arriver
jusqu'au niveau de ces plaques, à moins qu'il n'existe (et c'est
ce dont personne n'a pu nous instruire) des pièces métalliques dans l'épaisseur des parois du clocher. Cette dernière
condition remplie expliquerait bien clairement la raison
qui permet à notre église de braver les orages depuis si
longtemps.

§ XVIII. — EXPOSITION DES LIEUX.

Notre petite vallée, circonscrite dans un espace si étroit
et si court, ne peut offrir une grande variété d'expositions.
Les habitations y sont nécessairement assises ou sur le
niveau de la plaine ou sur l'amphithéâtre d'un côteau.

Deux villages seulement se trouvent soumis aux effets
des lieux bas et humides : l'un encaissé dans une gorge,

l'autre dans le point le plus déclive du plan de la vallée.
Cette position ne leur fournit qu'un air nébuleux et dilaté,
dont le renouvellement ne s'opère que d'une manière difficile et toujours incomplète : en effet, les vents, arrêtés dans
toutes les directions par des hauteurs trop voisines, ne
peuvent ni modérer la chaleur qui s'y acccumule et s'y con-
centre par l'action des rayons solaires, ni emporter les
miasmes qui s'y développent : aussi la température y est-elle
douce, molle et débilitante. Des sources nombreuses y ré-
pandraient une fraîcheur salutaire, si, abandonnées à leur
pente naturelle, elles pouvaient fuir en liberté ; mais elles
traversent de grandes propriétés où l'on ne manque pas de
les retenir pour l'agrément, et leur écoulement difficile en
fait presque des eaux stagnantes. Les habitans, sous l'influence défavorable de cette atmosphère locale, ont généralement une constitution lymphatique et un embonpoint
factice ; de grandes fatigues les abattraient promptement.
Beaucoup d'entre eux sont sujets aux gonflemens des articulations, aux rhumatismes, aux fièvres intermittentes et
aux fluxions de toute espèce. Si la fertilité du sol ne souffre
point de cette atmosphère nuisible, c'est que la terre végétale des hauteurs y est entraînée par les alluvions.

Les villages situés sur les côteaux présentent un tout
autre aspect. L'air y est pur, frais, bien oxigéné, suffisamment électrique, presque toujours agité et renouvelé sans
cesse. Les habitans, doués en général d'un tempérament
bilioso-sanguin, supportent facilement les travaux pénibles ;
habitués aux vicissitudes atmosphériques, ils sont muscu-
leux, robustes, d'un caractère très mobile, bons mais emportés, francs mais vindicatifs. En été la chaleur du jour est
tempérée, pour eux, par la circulation de l'air et par la
fraîcheur des nuits précédentes. Le voisinage des bois où la
végétation est très active, et les vapeurs humides de la terre
modèrent l'ardeur du soleil pendant le jour, tandis que la
nuit cet immense dôme de feuillage retient et conserve une

grande quantité de chaleur qu', sans les arbres, serait dissipée par irradiation dans les régions élevées.

Quant aux habitations semées dans la plaine, elles participent aux avantages des lieux élevés et aux qualités des lieux bas. La constitution s'y trouve modifiée par la nature du sol, par son exposition et par les vents dont l'accès y est le plus facile. Notre vallée, ouverte au levant et au couchant, est abritée par des hauteurs contre le vent du nord et le vent du sud-ouest. Le vent d'est, celui qui purifie le mieux l'atmosphère en la dépouillant de son excès de chaleur et d'humidité, n'y trouve rien qui l'empêche de la balayer complètement. Elle n'est point humide, parce que de nombreux ruisseaux bien entretenus y procurent aux eaux d'alluvion un libre et rapide écoulement. Le petit marais qui d'Enghien s'étendait jusqu'à Saint-Gratien est aujourd'hui desséché; cette amélioration récente garantit à ces deux territoires les conditions de salubrité qu'offre leur voisinage. Il ne reste donc plus aucun prétexte à la mauvaise réputation qu'on a voulu leur faire; elle était d'ailleurs bien gratuite, puisqu'on n'y a jamais observé d'affection endémique, et qu'aucune épidémie n'y montre plus de malignité qu'ailleurs. Ainsi la plaine entière est parfaitement saine, excepté quand le vent d'ouest s'obstine longtemps à y souffler; il finirait par lui donner temporairement les mauvaises qualités des lieux bas et humides, si cette cause accidentelle d'insalubrité n'était contrebalancée, d'abord par la nature du sol qui se sèche facilement, puis par la force de réaction dont sont doués les habitans; ils la doivent à l'avantage de respirer, le reste du temps, c'est-à-dire pendant les neuf dixièmes de l'année, l'air le plus propre à l'entretien d'une bonne santé: aussi voit-on chez eux cette gaîté franche qui naît d'un tempérament mucoso-sanguin.

La plupart de nos villages se trouvent dans ces conditions de salubrité, non seulement par leur position respective, mais par leur composition: dans chacun d'eux les maisons

bourgeoises entrent pour un tiers à peu près, et les propriétaires, tant par leurs richesses que par l'autorité dont
ils sont revêtus ou par pure philantropie, s'y entourent
de précautions d'hygiène qu'ils étendent à la commune, et
se montrent toujours prêts à venir au secours des malheureux : ainsi la misère y est rare et les maladies si fréquentes
à sa suite y sont inconnues. Les deux autres tiers se composent de maisons de cultivateurs et d'artisans tous aisés
par la facilité avec laquelle les premiers trouvent, dans la
capitale, un débouché pour leur récoltes, et les seconds un
emploi lucratif de leur temps et de leur industrie dans les
maisons opulentes : de là prospérité chez presque tous ;
par suite goût de la propreté dans les habitations, et moyen
de se procurer une nourriture suffisante et de nature à ne
point altérer la santé.

Que de choses à dire sur la mauvaise distribution des
habitations des campagnes ! Leur malpropreté, le défaut de
circulation de l'air, le voisinage des mares, l'agglomération
des maisons, l'entassement de plusieurs personnes dans un
lieu étroit, etc., y développent les germes des fièvres adynamiques, nerveuses, exanthématiques, dysentériques, ver-
mineuses, qui par les fréquentations deviennent bientôt
épidémiques, puis contagieuses, et font d'autant plus de
ravages, que les maisons sont plus ramassées et moins
aérées, ou sont placées sur un sol bas et voisin d'eaux
stagnantes.

On ne rencontre dans aucun de nos villages de ces mares
infectes où croupissent les eaux de toute espèce d'égout
avec la détrempe des bestiaux qu'on y conduit baigner, et
qui accumulent dans l'atmosphère de tant de localités ces
élémens délétères, sources de pestes et d'épidémies.

§ XIX. — GÉNÉRALITÉS SUR LA VALLÉE DE MONTMORENCY.

La célébrité de notre vallée a franchi les limites les plus lointaines, et l'étranger qu'appellent les merveilles de Paris vient ici les oublier un jour. Digne de la renommée, ce coin de terre offre dans ses beaux points de vue une miniature de la Suisse. Son lac, si gracieusement posé, anime tout le paysage. On voit au loin une foule de riches villages et cinq villes : 1° Paris depuis l'arc triomphal de l'Étoile et le dôme doré des Invalides jusqu'à la noble coupole du Panthéon ; 2° Saint-Denis et sa flèche hardie qui s'élève au-dessus des tombes royales ; 3° Saint-Germain, son château, sa terrasse et sa belle forêt ; 4° Dammartin qui, du haut de sa montagne, découvre un horizon de 100 lieues de tour ; 5° Pontoise, riche de tant de souvenirs historiques. L'œil du promeneur, qui d'abord a parcouru les fonds du tableau pour en mesurer l'étendue, s'arrête ensuite avec complaisance sur les premiers plans ; il admire le verdoyant amphithéâtre de la forêt et les molles ondulations des côteaux qu'elle tapisse ; il contemple les trésors dont la nature se plaît à payer l'industrie laborieuse des habitans. De magnifiques promenades variées à l'infini lui ouvrent sans cesse de nouvelles perspectives ; ici des vergers remplis de fruits excellens et de cerises partout vantées ; là, d'immenses châtaigneraies dont la récolte forme un commerce important ; plus loin, des vignes chargées de raisin ; ailleurs, de blondes moissons de céréales, ou de riches pépinières, et sur les bords du lac un magnifique établissement d'eaux minérales, près duquel se sont groupées les plus jolies habitations. Les eaux sulfureuses d'Enghien suffiraient seules pour illustrer notre vallée : ces eaux bienfaisantes ne le cèdent, à une ou deux exceptions près, pour la proportion du soufre, à aucune des eaux les plus célèbres des Pyrénées ;

elles surpassent de beaucoup celles de Barèges,. de Cauterêts, de Saint-Sauveur et de Bagnères-de-Luchon.

La vallée de Montmorency, déjà si féconde en richesses de tout genre, y ajoute un nouveau prix par le charme des souvenirs. Avant vous, dans ces sentiers sinueux que vous foulez avec plaisir et où la surprise de tant de perspectives variées vous arrête si souvent malgré vous, le génie a mille fois promené ses rêveries sublimes; un des plus beaux chapitres de l'*Émile* est né sur cette pelouse dont le *doux marcher* enivrait Jean-Jacques de bonheur. Dans l'ombre de cette allée mystérieuse Catinat est venu cacher une gloire qui l'importunait. De cet aride sommet qui domine Andilly et l'abrite si bien des vents du nord, vous voyez à vos pieds, dans ce joli village, l'asile champêtre où Talleyrand combina tant de ruses politiques qui l'ont placé sans conteste à la tête des plus habiles diplomates, et à côté le toit plus modeste du simple Laréveillère, qui vit les rênes directoriales arrachées de ses mains par les irrésistibles mains de Bonaparte. Plus loin, Eaubonne vous montre la maison qu'habita madame d'Houdetot; combien de fois avec elle le peintre des saisons, Saint-Lambert, après avoir erré sous les ombrages discrets de nos bois, est-il venu sur cette cîme découverte où se posent vos pieds, pour saisir dans l'immensité du paysage quelques traits pour ses tableaux! Descendez dans ce vallon si sombre que semble habiter une terreur religieuse : la magique illusion des souvenirs vous y retracera la page la plus triste de l'histoire des ducs de Montmorency, la mort si tragique de cet intrépide Henri qui fut fait, dès l'âge de dix-huit ans, amiral de France, et qui, à trente-sept ans, pour avoir voulu braver Richelieu, porta sa tête à Toulouse sur un échafaud. « L'avez-vous reconnu portant les armes contre le roi à la bataille de Castelnaudary, » demandent les juges à Guitaud, l'un des commandans de l'armée royale? — « Le feu et la fumée dont il était couvert, répond cet officier les larmes aux yeux, m'ont empêché d'abord de le distinguer : mais voyant un homme qui, après avoir rompu six de nos rangs, tuait encore des soldats au septième, j'ai jugé que ce ne pouvait être que M. de Montmorency : je ne l'ai su certainement que quand je l'ai vu à terre sous son cheval mort. » Ce mélancolique souvenir, la noble et sainte mort du coupable, le triomphe du cardinal qui, en abattant une tête si haute, a brisé pour toujours la féodalité au profit de la puissance royale, voilà pour le reste de notre promenade un inépuisable sujet de réflexions. Il faudrait des volumes pour rappeler ces innombrables souvenirs, que la gloire, la politique, le génie, la science, l'amour ont multipliés autour de nous, et qui animent ces beaux paysages des scènes éternellement vivantes de l'histoire.

Montmorency vit naître en 1623 Jean-le-Laboureur, savant laborieux, qui dès l'âge de dix-neuf ans avait publié des compositions historiques et sévères où se déploie toute la force de l'âge mûr ; on en possède six que les érudits compulsent tous les jours ; Louis-le-Laboureur, son frère, improvisa un jour dans la forêt cinq petits vers qui lui assurent l'immortalité ; ils forment la plus touchante et la plus courte des élégies ; jugez vous-même s'ils peuvent jamais s'effacer de la mémoire des hommes :

> Que fais-tu dans ces bois, plaintive tourterelle ?
> — Je gémis, j'ai perdu ma compagne fidèle.
>   — Ne crains-tu pas que l'oiseleur
>   Ne te fasse mourir comme elle ?
> — Si ce n'est lui, ce sera ma douleur.

Cette maison où se pressent tant de visiteurs, arrivés de tous les points du globe, c'est l'*Ermitage* longtemps habité par Jean-Jacques Rousseau, et depuis par Grétry. Les mères n'entrent pas sans émotion dans cette chambre où l'auteur d'*Émile* traça leurs devoirs, leur enjoignit d'allaiter elles-mêmes leurs enfans, et *se fit obéir* malgré la tyrannie de la mode. Ne trahissons pas le secret de celles dont l'ardente pensée s'occupe d'un autre de ses ouvrages. Grétry, auteur de tant de chefs-d'œuvre, semble aussi revivre dans cette enceinte, et l'oreille croit l'entendre créer cette harmonieuse et facile mélodie, dont les accens gravés dans la mémoire du peuple se retrouvent dans nos réunions de famille, dans nos scènes funèbres, dans nos fêtes joyeuses et patriotiques.

Nos promenades s'embellissent depuis une vingtaine d'années de monumens d'une architecture nouvelle, élégante quoique rustique, gothique mais ingénieuse. A la vue de ces créations originales, de ces chalets pittoresques, les amateurs du beau se sont émus; à force de sollicitations, ils ont entraîné successivement dans vingt contrées diverses notre artiste modeste qui partout a laissé des monumens de son inépuisable fécondité. Le style Bridault cache sous la liberté du caprice l'unité noble et sévère de l'art de Vitruve. Ne le jugez pas sur telle œuvre où il a eu la main forcée par le goût bizarre d'un propriétaire : son cachet n'est imprimé dans sa pureté irréprochable que sur ces grandes et nombreuses compositions pour lesquelles on lui a laissé toute l'indépendance de ses idées, et qu'il a si heureusement exécutées telles que les avait conçues son génie. Nous aurons plus loin l'occasion de revenir sur plusieurs de ses œuvres.

Un groupe de peintres s'est arrêté sur la place de Montmorency devant l'hôtel du Cheval-Blanc; quelle vivacité dans leurs regards dirigés sur l'enseigne! C'est qu'ils y ont reconnu la touche de Gérard, auteur de l'Entrée de Henri IV à Paris. Les salles de l'hôtel sont remplies d'une foule bruyante, échappée des écoles de médecine et de pharmacie; voyez-les sortir en longues colonnes qui se portent vers la forêt, sous la conduite des plus habiles professeurs, des Jussieu, des Richard, des Clarion. C'est un essaim d'abeilles diligentes qui s'envole vers les fleurs. Ces boîtes

de fer-blanc qui brillent sur leurs épaules vont se remplir
d'un riche butin. Les plantes des bois, des collines, des
vallons, des étangs, des ruisseaux, et des prairies, s'y
entasseront jusqu'au coucher du soleil, car la flore
de Montmorency offre au botaniste une multitude de
plantes spéciales (1); elle réunit dans un court espace beaucoup de celles qu'on ne trouve ailleurs que dans des localités
fort éloignées de la capitale; les flores de Fontainebleau et
de Saint-Léger en égalent seules la richesse.

Si notre colline repousse les orages, elle semble aussi
douée d'une force de répulsion contre les épidémies; le
choléra lui-même, cette terrible peste de 1832, s'est arrêté

(1) On trouve à *Saint-Gratien*: *l'ajonc*, ulex Europæus; *la grassette*, pin-
guicula vulgaris; parnassia palustris; orobanche major; gentiana pneumo-
nanthe; *l'écuelle d'eau*, hydrocotyle vulgaris; beaucoup de joncs rares; les
alisma natans et ranunculoïdes; poa aquatica; les schoenus mariscus et
nigricans; les orchis simia, odoratissima, conopsea, militaris; les ophrys
æstivalis, myiodes, loéselii, littorella lacustris, erythræa ramosissima;
inula salicina; senecio paludosus; œnanthe approximata; carex hordeisti-
chos; typha media, etc.
A Saint-Prix: Bromus giganteus; sisymbrium vimineum; selinum car-
vifolium, etc.
A la Croix-Blanche près Domont : menyanthes trifoliata; les carex puli-
caris et schoenoides; et l'athyrium acrostichoideum, d'abord nommé polypodium Leseblii, découvert tout récemment par M. Boudier, pharmacien à
Montmorency et naturaliste très-distingué.
A Sainte-Radegonde : Buxbaumia foliosa, mousse des plus curieuses;
ophioglossum vulgatum, etc.
Dans la forêt et sur le territoire de Montmorency : Physalis alke-
kengi; thesium alpinum; cirsium oleraceum; *l'airelle*, vaccinium myrtillus;
Neckera heteromalla, qui est le sphagnum arboreum de Linné; danthonia
decumbens; inula helenium; une foule de carex et d'orchidées; *La tête de
mort*, antirrhinum orontium; dianthus deltoides; jasione montana, etc.
Au trou de tonnerre, près Andilly : pyrola major; erica tetralix, etc.
A Montlignon : Mayanthemum bifolium; osmunda regalis; orchis
ustulata, etc.
Nous avons donné à ces plantes le nom qu'elles portent dans le *Botanicon
gallicum*, par de Candolle et Duby.

devant elle, vaincu comme la foudre. La vallée entière a
montré dans cette épreuve décisive une énergie de salubrité
qu'il faut constater ici. Placée entre Paris et Beauvais, elle
est à peine effleurée par les épidémies qui attaquent de
temps en temps ces deux villes. Les grippes, les fièvres
typhoïdes y font bien reconnaître en passant leur influence,
mais elle est tellement atténuée que jamais elle n'y grossit
la liste des décès. Pas un seul cas de choléra à Montmorency, Enghien, Andilly, Margency, Eaubonne; un seul à
Soisy, mais le sujet avait gagné son mal à Paris. Il n'y
eut de maltraités que Saint-Leu, Ermont, Epinay et
Montlignon; mais on verra plus loin que ces lieux n'ont pas
toutes les conditions de salubrité attachées au reste de la
vallée. Partout ailleurs nous n'avons vu que des cholérines
plus ou moins intenses, qui n'ont pas fait une seule victime.

Terminons ce paragraphe de généralités par un avis qu'on
aurait tort de négliger. Assez souvent dans les belles soirées
d'été, à la fin d'une journée chaude et par un ciel pur, on
voit se former rapidement un brouillard très frais au pied
des hauteurs d'Orgemont et de Sanois; s'étendant quelquefois jusqu'à Saint-Gratien et même à Eaubonne, il couvre en
peu de temps le bois Jacques et la totalité du parc situé au
bout du lac. Quand ce phénomène a lieu il faut éviter soigneusement de se promener, vers le coucher du soleil, dans
cette partie de la vallée; les personnes qui ne voudront pas
rentrer chez elles doivent se rapprocher du pied des champeaux, ligne sur laquelle la température du soir ne se modifie jamais si brusquement.

Il est temps de passer successivement à la description de
chaque lieu en particulier.

§ XX. — MONTMORENCY.

Cette petite ville, autrefois beaucoup plus considérable,
était le chef-lieu d'un duché-pairie qui paraît avoir appartenu, dès son origine, à la maison de Montmorency, jusqu'à

Henri, deuxième de ce nom, décapité à trente-sept ans, le 30 octobre 1632, dans l'Hôtel-de-Ville de Toulouse. Comme il n'avait pas d'enfans, ses biens passèrent à sa sœur Charlotte-Marguerite, épouse du prince de Condé, dont elle eut le grand Condé qui en hérita. Ce héros fut tenté de changer le nom de Montmorency en celui d'Enghien, mais ce projet s'évanouit.

Montmorency est aujourd'hui un des chefs-lieux de canton de l'arrondissement de Pontoise, département de Seine-et-Oise. Distance exacte de Paris, 16 kilomètres ou 8,209 toises, un peu plus de 4 lieues de poste à partir de Notre-Dame. Latitude septentrionale 49 degrés; longitude, quelques minutes à l'ouest du méridien de Paris. Le point culminant de la commune est, selon Skuckburg (philosoph. transact. 1777) à 312 pieds au-dessus de l'étiage du pont de la Tournelle à Paris. La Seine s'y trouvant à 120 pieds au-dessus du niveau de la mer, notre point culminant domine ce même niveau de 432 pieds ; le sommet des Champeaux est encore plus haut de 150 pieds, et s'élève par conséquent de 582 pieds au-dessus de l'Océan. La colline des Champeaux qui limite la vallée du côté du nord se prolonge horizontalement jusqu'au-delà de Saint-Leu, coupée vers son milieu par le ravin au fond duquel se trouve Montlignon. Au-delà de l'étroite et haute plaine des Champeaux s'étend la forêt tracée d'un grand nombre de chemins et de belles promenades qui mènent à des points de vue délicieux et très variés.

GÉOLOGIE. — La description géologique de notre colline est encore fort incomplète, parce qu'on ne l'a jamais fouillée à une grande profondeur. C'est une masse considérable de sables par couches superposées horizontalement de couleurs très variées; la plupart sont jaunes; quelques-unes offrent un rouge de brique où incontestablement à l'oxide de fer, d'autres, fortblanches, ne contiennent point de coquillages, et se montrent mélangées de quelques pierres séléniteuses fort éparses, de nature friable, et contenant parfois du mica très-pur.

Au bas de notre colline on rencontre des couches de glaise grise ou blanchâtre coupées en quelques endroits de veines bleues et vertes, et contenant des coquillages quelquefois en grande quantité. On y fit en 1770 une fouille d'une certaine profondeur qui mit à nu plusieurs lits de coquillages parfaitement arrangés et déposés là par la mer pendant son dernier séjour; l'historien de cette fouille les croit du genre des cames, dont on voit fréquemment l'empreinte sur certaines pierres. Les coquilles les plus ordinairement trouvées sont en forme de cornet ouvert, tantôt friables, tantôt dures, et de la couleur de la glaise; on en rencontre aussi de petites, blanches bivalves, et plus rarement de très grandes du genre des huîtres.

La pierre meulière qu'on exploite aujourd'hui en si grande quantité sur les Champeaux fait feu sous le briquet comme le silex, et gît par places dans des lits de glaise de deux toises d'épaisseur, recouverts d'un à trois pieds de terre végétale. Cette glaise, en général mêlée de terre ferrugineuse, participe à la couleur jaune orangée de la meulière, et contient par places du protoxide de fer rouge presque pur remplissant les inégalités de ces pierres; on en trouve plusieurs d'un assez gros volume enveloppées d'une couche assez épaisse d'argile ferrugineuse rouge. Elles contiennent souvent des coquillages de toutes les formes, surtout dans une portion que possède M. le chevalier de Chambine, propriétaire à Montmorency.

J'ai recueilli moi-même des échantillons plus petits qui en contiennent une grande quantité.

M. Boudier, pharmacien et savant naturaliste, possède une pierre ferrugineuse géodique très-grande trouvée sur les Champeaux, pierre d'aigle de forme ovoïde, aplatie, à lames curvilignes, de couleur brun foncé.

Nous n'avons point de gypse séléniteux comme celui des carrières de Montmartre et d'Argenteuil; la pierre à chaux (carbonate calcaire) nous manque aussi presque entièrement (1); mais nos belles carrières de pierre à plâtre (sulfate et carbonate de chaux) nous offrent un ample dédommagement; on peut les fouiller jusqu'à 45 et même 55 pieds; à cette profondeur on rencontre quelquefois, dit le père Cotte, des pyrites cuivreuses.

Tout prouve que le bassin de la vallée a été submergé par l'Océan; car des ossemens d'animaux marins s'y montrent fréquemment, toujours à la même profondeur et dans les mêmes couches de terrain. Plusieurs personnes possèdent de ces restes d'animaux antédiluviens dont les races paraissent perdues : le père Cotte a trouvé, en 1767, incrustée dans la pierre une mâchoire très bien conservée qui doit être au Muséum d'histoire naturelle de Paris. Ce savant oratorien, qui était, il y a une soixantaine d'années, curé de Montmorency, et qui en avait étudié les environs, prétend que notre bassin n'a jamais montré aucun vestige de coquillages; mais tout témoignage négatif est en général de peu de valeur surtout quand un témoignage positif lui est opposé; or, j'affirme en avoir vu de mes yeux, extraits par des journaliers occupés à creuser des puits assez profonds, et d'autres tirés de profondeurs plus grandes par les ouvriers de M. Mulot, d'Épinay, si célèbre pour le forage des puits artésiens; ils travaillaient au milieu même du bassin de la vallée. Comme je ne pensais point alors à la composition de cet

(1) Cependant M. Reygnard, maire de Montmorency, versé dans la littérature et dans les sciences, m'a fait voir plusieurs échantillons de sous-carbonate de chaux, qu'il m'a affirmé avoir trouvés lui-même sur les Champeaux, du côté de Piscop; entre autres une grosse pierre sphérique contenant dans toute son épaisseur une foule de coquillages de toutes les formes, de toutes les grosseurs, parfaitement solides et bien conservés; et plusieurs grains solides, pétrifiés, que des géologues considèrent comme des graines de divers *chara* (chara vulgaris, chara hispida) plantes qui croissent au fond des eaux.

opuscule, je ne fis pas assez d'attention à ces coquillages pour que ma mémoire m'en représente aujourd'hui la forme et la nature.

Bois. — Toute la colline qui domine Montmorency est couverte de bois taillis et de grands arbres ; le taillis, dont on fait des coupes à six ou sept ans, est principalement en châtaigniers destinés au commerce de treillage et de cerceaux ; les grands arbres assez épars, en essence de chêne, frêne, châtaignier, et quelquefois de hêtre et de bouleau, sont exploités pour la charpente et le bois de chauffage. La multiplicité des constructions et des entreprises de toute nature a malheureusement donné à cette exploitation un mouvement exagéré. Non-seulement on abat les grands arbres, mais on ne fait aucune réserve de baliveaux, comme si la génération actuelle devait dévorer toutes les ressources de sa postérité. On défriche en outre d'année en année de grandes portions de la forêt, de sorte que nous sommes menacés d'être privés de ces beaux ornemens de nos promenades, de ces abris contre les chaleurs de l'été dont on sent si pleinement le bienfait quand on respire sous leur feuillage un air rafraîchi, purifié, et saturé par l'active fonction des feuilles de tout l'oxigène qu'il faut pour une bonne, pour une ample respiration. Comment remplacer ces grands végétaux qui entretiennent beaucoup mieux la salubrité de l'air qu'une foule d'arbres taillis? Peut-être pour arrêter cette dévastation, faudra-t-il en venir à remettre une partie de l'impôt aux contribuables qui conserveront les grands arbres sur leurs propriétés? Quel que soit le remède, il est impossible de l'attendre longtemps.

Étendue de la population.—La ville de Montmorency a été jadis plus grande et plus peuplée que de nos jours. Les guerres, si communes autrefois et dont elle fut souvent le théâtre, y ont sans doute opéré de grands changemens. Les restes de ses anciennes fortifications servent aujourd'hui d'appui aux maisons vers le quartier le plus élevé. Ce sont d'épaisses murailles encore très solides et qui forment des terrasses aériennes d'où l'on voit la ville entière en amphithéâtre et toute la contrée jusqu'aux côteaux de Meudon, de Saint-Germain, de Courdimanche et au-delà de Pontoise. Les portions les mieux conservées de ces vieux murs servent d'appui aux maisons de M. Comte, ex-pharmacien, et de M. Flan, maire-adjoint. On aperçoit encore quelques vestiges de l'ancien château des Ducs, détruit par Louis-le-Gros au onzième siècle, lors de l'affranchissement des serfs et de l'établissement des communes. Partout où l'on fouille, on trouve des décombres de maisons qui servent aux fondations de celles qu'on élève; on rencontre même des crânes humains et des ossemens (1). La ville se prolongeait vers le levant un tiers de lieue plus loin qu'aujourd'hui, ce que prouvent les restes de murs de clôture et de caves, et ce peu de maisons habitées qui dépendent de Montmorency quoiqu'elles touchent Groslay. La limite actuelle des habitations s'étend au nord et du côté de l'Ermitage jusqu'au pied des Champeaux; au midi, du côté de Deuil et d'Enghien, jusqu'à la côte des Mathusines. La population très mobile est actuellement de 1,870 âmes; mais elle s'augmente beaucoup pendant la belle saison; les naissances varient de 45 à 50 par an; on voit par d'anciens registres de baptêmes qu'elles s'élevaient annuellement, vers l'an 1620, au chiffre presque double de 85 à 90, ce qui suppose une population de trois mille habitans; l'an 1770 il n'y en avait que 1,660.

Eaux.—Nos eaux viennent de sources assez multipliées, mais peu abondantes; leurs qualités varient beaucoup avec l'élévation du sol. L'eau la plus légère et la meilleure se trouve dans les puits du haut, et vers le pied des Champeaux

(1) Mémoire sur la physique et l'histoire naturelle, tome 2, page 13.

où le terrain se compose d'un sable assis sur la glaise ; dans les rues plus basses elle est dure, peu potable, et impropre à dissoudre le savon, parce qu'elle a traversé des bancs de pierre à plâtre où elle s'est chargée de sels divers. La même différence se reproduit dans l'eau des fontaines. La fontaine Réné, voisine des Champeaux, fournit une eau qui dissout bien le savon et cuit parfaitement les légumes, tandis que la fontaine Saint-Valery et la fontaine Basseron, situées beaucoup plus bas, donnent une eau séléniteuse qui ne peut servir aux usages domestiques : celle de Saint-Valery est cependant bien préférable à l'autre. Ainsi, nous n'avons que deux fontaines passables ; mais une sécheresse, même de courte durée, les tarit facilement. On parviendrait peut-être et à peu de frais à les rendre plus abondantes en les creusant et en y faisant affluer bon nombre de petites sources qui se perdent sans emploi ; il en est plusieurs qu'on pourrait aisément réunir à la mare des Champeaux qui tient long-temps une eau de pluie assez pure. Ces précieuses ressources qu'on laisse se dissiper permettraient d'établir sur la place du marché une belle fontaine qui ne tarirait que dans les longues sécheresses : malheureusement la commune, trop voisine de Paris, où se trouvent engagés les principaux intérêts, n'a pas cet esprit de localité qui attache du prix aux objets d'utilité publique et crée les moyens de tout perfectionner. La plupart des habitans boivent donc une eau séléniteuse qui s'oppose à une bonne digestion, et qui par son action sur l'émail des dents en facilite la carie. L'usage du vin du pays, trop chargé d'acide tartarique et nullement corrigé par une eau douce, ajoute encore au mal : aussi la plupart des sujets, dès l'âge de dix-huit à vingt ans, ont-ils beaucoup de dents altérées ou la bouche presque dépouillée des organes de la mastication. L'impossibilité de bien broyer les alimens amène des digestions lentes et pénibles qui produisent à leur tour des douleurs d'estomac dont la population souffre si souvent.

Nous transcrirons ici une partie d'un manuscrit inédit du laborieux oratorien, indiquant ses expériences sur les eaux de Montmorency :

« Les habitans de notre commune, dit-il, puisent de l'eau
» pour leur usage dans huit sources différentes : j'ai sou-
» mis à mes épreuves les eaux de ces huit sources, et pour
» avoir un terme de comparaison j'ai éprouvé en même
» temps les eaux de pluie et de rivière, qui sont les plus lé-
» gères et les plus pures, et l'eau du puits de notre terrasse
» qui est la plus pesante et la plus dure.

» J'ai commencé ces expériences le 18 août (1771) à neuf
» heures du matin et je les ai finies à dix heures et demie :
» pendant tout ce temps le baromètre et le thermomètre
» n'ont point varié.

» Le baromètre marquait à neuf heures du matin 27 p.
8 lig.

» Le thermomètre était à 13 degrés de dilatation. L'air était chaud et très sec depuis longtemps.

NOMS DES EAUX.	PESANTEURS.	
Eau de pluie qui n'a pas passé sur les toits...............	3 p.	10 l.
Eau de Seine filtrée....................................	4	3
Eau du puits de notre terrasse........................	18	»
Fontaine Réné ou cuisante.............................	4	3
Fontaine de Saint-Valery..............................	6	»
Fontaine des Quatre-Sols..............................	6	6
Eau du puits Viel.....................................	7	»
Eau des Haras..	7	3
Eau de Saint-Paul....................................	9	7
Eau du Temple.......................................	9	9
Eau de Basseron.....................................	9	9
Mélange égal de toutes les eaux......................	9	4

» Le même jour à trois heures du soir j'ai fait les épreu-ves du savon, de la noix de galle, et du vinaigre blanc : il résulte de toutes ces expériences 1° que l'eau de la fontaine *Réné* ou *Cuisante* est la plus légère puisqu'elle ne pèse pas plus que l'eau de Seine filtrée; elle est aussi celle qui dissout le mieux le savon; il est fâcheux qu'elle ne soit pas plus abondante.

» 2° L'eau de Saint-Valery est ensuite la plus légère, mais non la plus pure; l'eau des Haras, quoique plus pesante, dissout mieux le savon et cuit mieux les légumes, ainsi que l'eau des Quatre-Sols.

» 3° L'eau du puits Viel et celle des Haras ont à peu près le même degré de pesanteur et de pureté; cette dernière bien préférable comme étant plus exposée aux impressions de l'air.

» 4° Il n'y a presque point de différence entre les eaux de *Saint-Paul du Temple* et de *Basseron*; ce sont les plus pesantes, et les plus dures de toutes; elles sont *plâtreuses*. »

Le mélange de la noix de galle dans toutes ces eaux a donné une couleur citrine peu foncée, ce qui prouve qu'elles ne contiennent point de fer; le mélange du vinaigre blanc n'a causé aucun dépôt, d'où il résulte qu'elles contiennent peu de matières salines.

MALADIES. — On a vu que les maladies épidémiques sont fort rares à Montmorency, et que leur influence ne s'y exerce que d'une manière faible et presque usée, même quand elles sévissent ailleurs. Les fièvres de mauvaise nature, les fièvres putrides, typhoïdes, etc., n'y apparaissent que lorsqu'elles règnent fortement à Paris ou à Beauvais; mais elles s'y montrent toujours beaucoup plus bénignes. La petite vérole, la coqueluche, la scarlatine y deviennent rarement épidémiques pour les enfans. La grippe en 1836 y fut assez intense; le choléra de 1832 s'y transforma en légères cholérines toutes guérissables et gagnées, la plupart, à Paris que l'on fuyait dans toutes ses directions. Les affectious sporadiques les plus communes sont celles qui tiennent aux vicissicitudes d'un lieu élevé, fluxions de poitrine, rhumes assez

violens, maux de gorge et quelques pneumonies toutes
provoquées par des imprudences. Il faut se résoudre aux
précautions qui seules peuvent les prévenir ; il faut se vêtir
un peu plus le matin et le soir que dans la journée, et l'ou-
vrier couvert de sueur à la fin de son travail dans les champs
doit perdre l'habitude de rester découvert en revenant chez
lui.

On voit encore ici des maux de dents, des névralgies faciales et sciatiques, quelques rhumatismes articulaires aigus,
et souvent des congestions cérébrales : les autres maladies
y sont presque nulles. L'action de monter et de descendre,
si fréquente dans un lieu où les pentes sont rapides et multipliées, dispose aux affections du cœur ; mais les commen-
cemens d'hypertrophie de cet organe sont très rares et cèdent facilement à l'emploi de la digitale.

CONVALESCENCES. — Les personnes qui ont perdu leur
santé à Paris la recouvrent rapidement parmi nous, et celles
qui arrivent bien portantes l'entretiennent et la consolident.
Notre atmosphère conviendra surtout aux asthmatiques qui
ont besoin d'un air vif, frais, rapidement renouvelé ; aux
poitrines faibles tout à fait au début de la phthisie (aussitôt
que cette affection est bien déclarée, un air stimulant ne
peut être que nuisible), aux jeunes personnes à pâles couleurs, chlorotiques, chez lesquelles les tissus sont débilités
et mous, les fonctions lentes et paresseuses : elles trouveront
ici le meilleur remède contre l'apathie de toute leur économie. Pour les scrofuleux, les scorbutiques, les goutteux,
les fonctions de résorption prendront une activité salutaire.

Dans les vomissemens de sang très opiniâtres (hématé-
mèse) on a vu souvent l'air de Montmorency, sans l'aide d'aucun traitement accessoire, détruire complètement cette disposition inquiétante. Dans les convalescences à la suite de
longues et graves maladies, notre constitution atmosphéri-

que offre des élémens presque identiques aux climatures
favorables du versant méridional des montagnes de la Suisse,
positions si renommées pour la terminaison des cures de
maladies graves, et le rétablissement complet des santés dé-
tériorées.

Dans les paralysies, suite d'hémiplégie (coup de sang), en
respirant un air qui active les fonctions d'absorbtion; on
secondera une médication qui a pour but de favoriser la
cicatrisation dans la portion du cerveau lésée par la conges-
tion sanguine. En un mot dans toutes les altérations de
santé où il faudra une somme de vie plus grande, une activité de fonctions et un air toujours chargé d'oxigène, on
rencontrera difficilement une localité qui réunisse d'aussi
précieux avantages.

HYGIÈNE DES OUVRIÈRES. — Les ouvrières ont ici en général un mauvais estomac et une poitrine délicate : cet inconvénient n'est pas dû aux conditions de l'atmosphère
puisqu'il est rare chez les femmes d'une classe plus aisée;
il tient à ce que les ouvrières en broderie et en dentelle
(métier peu lucratif et nuisible au physique non moins
qu'au moral) veulent gagner un peu plus afin de suffire au
goût de toilette qui se propage d'une manière si fâcheuse.
Elles se renferment donc une bonne partie de l'année dans
des pièces mal aérées où elles séjournent tout le jour et une
partie de la nuit. En hiver la réunion a lieu dans des étables
étroites infectées par la transpiration de quinze à vingt personnes et par la fumée d'un grand nombre de chandelles.
L'air, dilaté par la chaleur des animaux et saturé de miasmes de toute nature, ne peut plus nourrir les poumons, ni
former de sang artériel, ni aider aux digestions; l'estomac
et les poumons, fatigués de plus en plus, s'altèrent et dépé-
rissent; le manque de propreté dans le linge et les véte-
mens hâte encore les progrès du mal. Rien n'est plus dangereux que l'air non renouvelé d'un lieu chaud, qui ren-

ferme beaucoup de monde et où brûlent beaucoup de lu-
mières, surtout s'il s'y trouve plusieurs sujets déjà disposés
aux maladies.

NÉCESSITÉ D'UN ÉGOUT.—Uu cri général reproche à Montmorency son ruisseau toujours sale, et dégageant des miasmes dangereux pour tout ce qui habite sur son trajet; il
vient du lieu le plus haut et se prolonge jusqu'au point le
plus bas, formant la seule décharge des eaux de cuisine, de
boucherie, de charcuterie, et de buanderie. Les pavés, pro-
fondément disjoints par la rapidité des eaux pluviales sur
une si forte pente, logent dans leurs interstices multipliés des amas d'eau croupie, d'où s'élèvent, en été surtout,
les émanations les plus nuisibles, quelquefois d'une odeur
si forte que des passans en ont eté incommodés. Le seul
remède à un si fâcheux état de choses serait la construction
d'un égout; ne pourrait-on pas en attendant imposer comme
à Paris à chaque personne tenant boutique le long de son
cours, l'obligation d'y jeter tous les matins quelques seaux
d'eau, quand la température exigerait cette mesure de salubrité? Pour me faire mieux comprendre j'ajouterai ici un
passage du rapport de la commission de salubrité publique
de Paris. Après avoir insisté pour l'adoption d'un système
de nettoiement plus prompt, plus complet, plus étendu,
pour que le balayage des rues par les hommes chargés de
ce service, ainsi que celui auquel sont tenus les habitans
devant leurs maisons, soit fait avec plus de soin, plus de ré-
gularité, elle dit : « A ces moyens de salubrité dont l'adop-
» tion est devenue pour la capitale d'une nécessité pres-
» sante, doivent s'en joindre d'autres qui en complètent
» l'ensemble. La commission ajoutera qu'il y a urgence à
» supprimer entièrement les ruisseaux des cours et des
» allées des maisons, qui vont se réunir à ceux des rues, et
» à leur en substituer de souterrains, qui conduisent les
» eaux de toute nature dans les égouts ; à presser l'achève-

...ment de ces égouts, etc., et, en attendant, à multiplier les
» bornes-fontaines pour effectuer le lavage des ruisseaux
» par des eaux abondantes. »

Si la commission de salubrité s'élève ainsi contre l'imperfection du nettoiement des ruisseaux de Paris si souvent curés et lavés, que dirait-elle du ruisseau de Montmorency dont le curage ne se fait jamais, ou très imparfaitement par les eaux de pluie lorsqu'elles sont abondantes?

Nous, que n'arme aucun pouvoir , et qui ne disposons d'aucun moyen, nous n'avons que des avis à donner, des vœux à faire entendre, en faisant tous nos efforts pour faire sentir à l'administration le besoin de hâter de tous ses moyens la réalisation des mesures de salubrité peu observées jusqu'ici : sans la propreté, sans la salubrité de l'air, il n'y a point de santé publique.

CURIOSITÉS. — On vient tous les jours visiter l'Ermitage qu'habita Jean-Jacques. M. Flamand, neveu de Grétry, en avait fait l'acquisition ; mais le procès qu'il perdit après une lutte de six ans contre la ville de Liége qui réclamait comme lui le cœur de ce compositeur illustre, ayant consumé son temps et sa fortune, l'a contraint d'aliéner cette propriété qu'il aimait tant. Le nouveau possesseur de l'Ermitage, dont le joli châlet se voit en face, a respecté tout ce qui conserve chez lui le souvenir de Rousseau. La chambre du philosophe genevois demeure dans le même état que pendant son séjour. On y voit son bois de lit, son baromètre et deux bocaux dont il a fait usage.

Dans le jardin en face de sa chambre vit encore son rosier chéri dont le vieux tronc atteste l'authenticité : c'est en son honneur qu'il composa la musique de cette romance célèbre :

Je l'ai planté, je l'ai vu naître,
Ce beau rosier, où les oiseaux.....

A côté du rosier de Jean-Jacques s'élève son cadran solaire. Près de la cascade du petit ruisseau qu'il affectionnait est un laurier planté de sa main ainsi que celui de Grétry. On voit au Mont-Louis, propriété de M. Bidault, le cabinet d'études où il a terminé la *Nouvelle Héloïse* et l'*Emile*. C'est là qu'il s'était retiré du temps de son intimité avec le maréchal de Luxembourg qui habitait le château de l'Orangerie.

Montmorency et les environs n'offrent que des échantillons du nouveau style Bridault. Les œuvres complètes qui peuvent seules en donner une juste idée ne se trouvent que dans les propriétés des grands financiers. Tel est le magnifique repos de chasse qu'il a terminé en 1836, pour M. Rothschild, et qui a excité la curiosité de la famille royale. Une vieille maison près de Mulhouse, restaurée par lui, a pris, comme par enchantement, l'aspect d'un château gothique de l'effet le plus merveilleux et le plus pittoresque. Parmi les fragmens que possède Montmorency se fait surtout remarquer un pan d'antique muraille châtelaine, imitation de ruines si heureuse qu'on la retrouve souvent sur la toile, soit seule, soit faisant partie de la composition d'un tableau. Ce pan sert de façade à un pavillon rustique qui termine l'angle de la propriété de M. Dégatines, du côté de la Châtaigneraie. La propriété de M. Dénoyers et celle de M. Véry offrent également des morceaux dignes d'attention. La *maison du philosophe*, chez M. Lecordier à Deuil, un des premiers essais de l'auteur, excite toujours, par sa piquante originalité, la surprise des amateurs. Enghien lui doit la plupart des embellissemens qui fixent l'attention du public nombreux attiré par ses bains et par ses promenades ; ce qu'on y distingue le plus particulièrement est une grande composition du nouveau style élégant dans la propriété qui termine le village vers le sud, à gauche sur la route d'Argenteuil.

Église. — Saint-Martin de Montmorency est un des beaux

monumens du seizième siècle; longtemps mal apprécié, il vient enfin de conquérir l'admiration qui lui est due : un gouvernement protecteur des arts a cru la gloire de la France intéressée à la restauration complète de ses magnifiques vitraux, supérieurs à tout ce qu'a produit la peinture sur verre, et cette œuvre si difficile va s'accomplir aux frais de l'état.

Nous allons cesser de les voir mutilés et remplacés, en beaucoup d'endroits, par des carreaux blancs en losanges, badigeonnés de différentes couleurs. Nous pourrons encore admirer dans leur ensemble les sujets religieux et historiques que représentent ces pages fragiles, avec les hauts faits de Montmorency, la plus ancienne famille du monde après celle de nos rois, et la plus féconde en héros. Ces vitraux précieux vont reproduire les traits du connétable Mathieu Ier, mort en 1160. C'est pour payer ses services que Louis-le-Jeune érigea en baronnie la terre de Montmorency, la première en France qui ait porté ce titre, alors réservé aux princes. Plus glorieux encore, Mathieu II, son petit-fils, si justement appelé Mathieu-le-Grand, va déployer à nos yeux les douze enseignes impériales, qu'il enleva de sa main, en 1214, à la bataille de Bouvines. L'illustre connétable, Anne de Montmorency, va aussi revivre dans ces brillans tableaux qui n'offriront qu'une faible partie de ses innombrables exploits : admirable vie couronnée par un trépas encore plus beau; après avoir vaincu Condé à la journée de Saint-Denis, il tombe au milieu de son triomphe percé lui-même de ses huit dernières blessures. Avec quel calme il regarde ce cordelier qui l'exhorte à la mort : « Pensez-vous que j'aie vécu avec honneur près de quatre-vingts ans pour ne pas savoir mourir un quart-d'heure? » Désormeaux, qui a écrit l'histoire de Montmorency, fait voir que jamais aucune famille ne présenta une telle accumulation de dignités, d'emplois et de mérite. On y compte six connétables, douze maréchaux, quatre amiraux,

sans parler d'une foule de grands officiers de la couronne et
de gouverneurs de provinces.

L'église Saint-Martin possédait, avant la révolution, le
magnifique mausolée d'Anne de Montmorency mort le 12
novembre 1567 sur le champ de bataille de la plaine Saint-
Denis. Ce bel ouvrage a été transféré au musée des Augustins
à Paris. Peut-être nous le rendra-t-on après la réparation des vitraux pour ne pas laisser la décoration incomplète. La commune fait de son côté de louables efforts pour
embellir son église; une souscription volontaire ouverte en
1838 a déjà procuré les fonds nécessaires à l'érection d'un
buffet d'orgues au-dessus du portail. On a confié la direction de ce travail à M. Bridault, et tout fait espérer qu'un
ornement si utile, placé dans un cadre élégant et grandiose,
animera de sa majestueuse harmonie quelqu'une des grandes fêtes de 1839.

Saint-Martin fut bâtie en 1525 par Guillaume, baron de
Montmorency, dont le portrait était fixé, avant la révolution, à l'un des piliers du chœur. Un cartouche placé au
bas portait ces vers :

> Le baron de Montmorency
> Nommé Guillaume Frcs ainsi
> Qu'est cy-pourtraict l'an mil en date
> Cinq cent vingt-cinq pour bon acte
> Réédifia ce temple icy.

Cette réédification fut appuyée sur les fondations d'une
vieille église dédiée aussi à Saint-Martin; mais le chœur seul
est de 1525, et se distingue du reste de l'église par ses sculptures, ses niches en saillie, et ses clefs pendantes. Anne de
Montmorency fit continuer en 1563 le monument commencé
par Guillaume son père, et confia la direction des travaux à
Jean Bullau, architecte du château d'Ecouen, qui lui donna
ses proportions actuelles, 150 pieds de longueur, 50 pieds
de largeur, 40 pieds sous voûte, et 130 pieds du pavé à la

pointe de la flèche. A l'intérieur, la continuation est presque insensible tant pour les voûtes que pour le dessin des croisées; mais au dehors le grand portail n'est plus du beau gothique à flamme qui caractérise le chœur; c'est le style de la renaissance pure : malheureusement les sculptures n'ont pas été faites, excepté pourtant celles des armes d'Anne le connétable qu'on voyait sous le grand portail supportées par deux chérubins plus grands que nature, et qui ont été *búchées* en 1793. Sur les côtés du grand portail on voit encore un reste des armes de la maison de Condé. Les stalles et les vitraux sont du même temps que la nef; les stalles sont de fort belles sculptures en bois conçues avec esprit et exécutées avec talent : nous avons déjà parlé des vitraux.

Le chapitre de Montmorency, suivant Duchesne, était déjà, dès l'an 800 sous Charlemagne, le plus ancien du royaume.

On voit encore, près de l'église, quelques vestiges de l'antique forteresse des ducs.

HOSPICE CIVIL. — Cet établissement qui existait déjà du temps de Charlemagne a été plusieurs fois réédifié. Les derniers agrandissemens qui datent de 1831 sont dus à la libéralité de M. Kesner; il a fait, à ses frais, élever d'un étage les deux ailes qu'il a liées par une galerie transversale, surmontée d'une terrasse. Il a fait aussi refaire en entier la chapelle; le bas-relief qui orne le fronton du portail représente l'intérieur d'une des salles de l'édifice; on y voit auprès d'un malade une sœur de charité qui lui montre le buste du généreux bienfaiteur : mais hélas! ce buste a été effacé, dès l'année suivante, par le vandalisme et l'ingratitude. Qui en effet avait jamais mieux mérité de Montmorency que l'infortuné Kesner? Il a contribué pour beaucoup à l'ameublement des salles et de la chapelle de l'hospice dont les diverses constructions lui avaient déjà tant coûté; il a fait paver en entier la rue des Granges, ce qui permet aux voitures d'arriver à Montmorency sans ce long détour qu'elles étaient obligées de faire auparavant; il a fait également paver les rues J.-J.-Rousseau, Condé, Bouchard et Saint-Jacques; il a fait don à la commune du cimetière actuel, ce qui lui assure un revenu assez important par les concessions qui s'y font et dont l'hospice perçoit un cinquième; il a fait établir les grilles en fer du chœur de l'église, et le dallage en pierre de la nef; nommé maire de Montmorency, il a commencé par payer de ses propres deniers les dettes de la commune; il a fait niveler les chemins communaux des Champeaux et les a plantés de 1,800 arbres dont il ne s'est point réservé le profit; il a fait relier à ses frais les anciens registres de l'état civil qui étaient dans le plus mauvais état, et en outre il a fait arranger et meubler une salle pour les séances du conseil municipal à la mairie. Il allait enfin puiser dans sa bourse les moyens d'exécution de divers projets de la plus haute importance, quand l'orage de l'adversité, fondant tout-à-coup sur sa tête, vint détruire en un clin-d'œil ses projets, sa fortune et jusqu'au souvenir de tant de bienfaits.

Revenons à l'hospice qui nous offre malheureusement peu de choses à dire sous le rapport médical puisque les lits destinés aux malades y sont rarement occupés. D'abord les pauvres de Montmorency sont les seuls qui puissent y réclamer des secours gratuits; mais ces pauvres sont en bien petit nombre, grâce aux abondantes aumônes des familles aisées qui passent ici la belle saison. Ensuite soit préjugé, soit amour-propre, soit quelque autre motif, beaucoup préfèrent souffrir longtemps chez eux sans secours, que d'en aller chercher à l'hospice, qui n'a ainsi ni service de médecine ni service de chirurgie en cours réglé. Si les étrangers pauvres qui tombent malades à Montmorency, ou les pauvres malades des communes environnantes veulent y être admis, on exige d'eux une rétribution de 1 fr. 25 c. par jour; mais la plupart ne possèdent pas cette faible somme, et ceux qui l'ont aiment mieux l'employer à se faire soigner chez eux que d'aller faire cette dépense à l'hôpital. Les lits y sont donc souvent déserts, ce qui enlève une source précieuse d'instruction pratique à la médecine de campagne qui aurait tant besoin d'entretenir, dans un foyer commun, des connaissances laborieusement acquises et de se tenir ainsi au courant du progrès de la science.

Il y a dans l'hospice cinq sœurs de charité, une supérieure, une sœur cuisinière, une seulement destinée au service des malades, et deux enfin qui tiennent l'école. Ces dignes religieuses qui consacrent leur vie entière à l'œuvre si belle, si grande, et si noble de soulager les infortunés, ne seraient-elles pas heureuses de voir se multiplier pour elles les occasions d'exercer leur charitable ministère, si l'hospice pouvait ouvrir plus facilement ses portes?

Nous savons bien que les ressources de l'établissement ne lui permettent pas de prendre de lui-même un développement si désiré; mais le gouvernement, considérant l'importance toujours croissante de Montmorency, qu'augmente encore le voisinage immédiat des eaux d'Enghien, ne pourrait-il pas, au moyen d'un subside, tirer de notre hôpital un parti éminemment utile? Les médecins des hôpitaux de Paris saisiraient avec empressement l'avantage d'y envoyer, comme dans une petite succursale, quelques malades sur lesquels on étudierait d'une manière suivie l'action de nos eaux minérales, dont tous les effets sont loin d'être parfaitement connus. Le cadre de notre hospice ainsi élargi admettrait peut-être les pauvres habitans des communes situées sur le versant septentrional des Champeaux; ceux, par exemple, de Bouffemont, de Domont, et de Piscop, qui, loin de pouvoir payer une rétribution journalière de vingt-cinq sols, se trouvent dans la dernière détresse le jour même où une maladie vient les priver du faible produit de leurs labeurs dans l'état si précaire de bûcheron. Dénués de tout secours au milieu de leurs forêts, ignorés des riches bienfaiteurs que bénissent les villages de la vallée, ils ne peuvent que succomber si l'hospice de Montmorency dont ils sont si voisins ne s'ouvre à leur infortune.

Il n'y a de certain que l'imprévu, disait Talleyrand. Au moment même où nous exprimions le désir de voir donner à notre hospice une plus grande extension, nous ne nous doutions guère que ce vœu se réalisait sous une forme inattendue.

Madame Saint-Louis, supérieure des Augustines, et madame Roland, viennent de fonder à Montmorency un grand établissement où plusieurs sœurs de charité du même ordre vont, dès le premier mai, se consacrer au service des malades de toutes les classes. L'ancienne maison de l'Oratoire, restaurée par M. Bridault, située au milieu de notre amphithéâtre, leur offre dans un vaste emplacement, à l'abri de l'humidité et des vents, toutes les conditions d'une parfaite salubrité ; les pièces toutes exposées au midi donnent sur un jardin spacieux qui formait autrefois la terrasse des Oratoriens, d'où la vue s'étend sur la vallée entière et n'est arrêtée que par les collines au-delà de Pontoise. Cet heureux emplacement, qui paraît devoir encore s'agrandir par diverses acquisitions, permettra de monter un service complet de la plus haute utilité.

Cet établissement, si avantageux sous tous les rapports, se recommande d'une manière toute particulière par son but de bienfaisance.

« La maison de santé des dames Augustines étant instituée dans le seul but d'accomplir une œuvre de bienfaisance, les bénéfices provenant du prix des pensions seront employés à élever, jusqu'à l'âge de dix-huit à vingt ans, des petites filles orphelines et abandonnées, à les former à la vertu, au travail, et à les rendre capables d'être utiles à la société, soit en qualité d'ouvrières, soit comme femmes de chambre ou cuisinières.

» Ainsi chaque dame pensionnaire contribuera par le

5

prix de sa pension à cette bonne œuvre en faveur des enfans trouvés, et à une amélioration généralement désirée,
puisque ces petites créatures abandonnées deviendront un
jour, dirigées par une pieuse sollicitude, et au moyen d'une
éducation toute spéciale, des ouvrières ou des domestiques
adroites, fidèles et laborieuses.

» Inutile d'ajouter que le local des dames pensionnaires
est entièrement séparé de celui des enfans. »

CARACTÈRE DES HABITANS. Ils sont en général spirituels,
vifs, et même emportés; cette vivacité leur donne une mo-
bilité de conception qui ne leur permet de mettre à terme
aucune entreprise de longue durée; naturellement indus-
trieux, ils auraient beaucoup d'aptitude pour les arts; mais
incapables de cette lente application qu'exige l'étude des
théories, ils se laissent aller à la pente de la routine. Ils
aiment la culture et ne travaillent pas les terres comme
leurs voisins. On ne trouve de méchanceté et d'humeur vin-
dicative que chez ceux qui abusent des spiritueux. L'eau-
de-vie, si mal nommée puisqu'elle mène à la mort, donne au
système nerveux une exaltation funeste; elle rend les digestions difficiles en augmentant la force de cohésion des alimens, en épaississant la salive, les sucs gastriques, la bile
et tous les fluides qui concourent à la digestion; elle dispose
aux obstructions, les fait naître ou les augmente ainsi que
toutes les boissons spiritueuses; elle abrège la vie en sur-
excitant les organes, et en viciant secondairement les hu-
meurs nécessaires à leurs fonctions; enfin elle dispose aux
maladies de la peau. Trop attrayante pour les hommes de
peine, elle leur donne une vigueur, un embonpoint qui les
font remarquer pendant quelques années ; mais ils ne tar-
dent pas à payer par une déception cruelle ces apparences
extérieures; vieux, énervés, abrutis de bonne heure, ils
périssent presque tous de phthisie, d'atrophie, ou d'hydro-
pisie au milieu de la carrière ordinaire de l'homme.

Dans certaines villes comme Amiens, Lyon, où les ouvriers sont très nombreux et où presque tous se font, non une habitude, mais un devoir de prendre tous les jours, dès le matin et à jeun, une bonne dose d'eau-de-vie, deux ou trois petits verres de suite, on a remarqué qu'un nombre considérable venait dans les hôpitaux mourir d'un squirre ou d'un cancer d'estomac à l'âge de trente-cinq à quarante ans.

§ XX. — ANDILLY.

Placé à mi-côte sur la lisière de la forêt à une bonne demi-lieue à l'ouest de Montmorency, ce village se trouve presque à la même hauteur et assis sur le même sol : il présente donc des conditions hygiéniques analogues à celles des lieux élevés. La colline des Champeaux l'enfermant plus qu'à demi dans une de ses anfractuosités, il se trouve abrité de tous les vents, excepté de celui du midi. L'air qu'on y respire est moins libre que le nôtre et se rapproche beaucoup de celui de la plaine, formant ainsi un terme moyen d'habitation convenable aux sujets qui supporteraient difficilement l'air vif et dense des hauteurs, mais qui ne s'accommoderaient pas mieux de l'air mou de la vallée, trop peu stimulant pour la respiration. Cette localité est parfaite pour les personnes disposées à l'asthme avec complication d'affection du cœur, et pour les poitrines délicates qu'offense le grand air de Montmorency et de Saint-Prix.

Andilly pourrait encore servir d'échelle de progression aux valétudinaires qu'on veut fortifier par degrés. Les maladies qui s'y montrent le plus communément sont les névralgies faciales et dentaires produites par les mêmes causes que chez nous, et de plus par la position des maisons trop voisines des Champeaux et presque appuyées contre une terre rocailleuse, escarpée et assez humide. Le soir, quand les rayons solaires ne frappent plus ce côteau et ne dissolvent plus les vapeurs qui en émanent, elles abaissent rapidement la température de la journée, au détriment de ceux qui négligent de se vêtir un peu plus que pendant le jour.

La population est de 300 ames ; les habitans sont doux, sobres et laborieux.

EAUX. — Plusieurs sources qui viennent des Champeaux, où elles forment près de la maison de Belair une mare considérable qui ne tarit jamais, fournissent à Andilly une eau qui dissout le savon et cuit bien les légumes. Celle de la fontaine contient un peu de matières salines; l'eau de la source de Soisy, étant la plus pure et la plus abondante, mérite de lui être préférée.

Ce village est le terme ordinaire de nos excursions; le chemin couvert par le bois est orné d'une belle végétation et offre d'admirables points de vue. Le promeneur gagnait presque à l'entrée d'Andilly une plate-forme qui lui offrait un épais ombrage, et d'où il saisissait l'ensemble de la vallée ; il aimait à faire une halte devant ce riche panorama, et Jean-Jacques n'a jamais manqué cette station qu'il affectionnait particulièrement. L'ancien propriétaire, M. le comte de la Tour d'Aulnay, avait abandonné au public ce plateau hospitalier, et se trouvait bien payé de ce léger sacrifice par le plaisir qu'y éprouvaient les nombreux visiteurs. La petite enceinte est maintenant cadenassée, inaccessible, et solitaire. Parmi les belles propriétés on remarque la maison qu'a fait construire le prince de Bénévent, Talleyrand de Périgord, dont la mort vient de terminer (en 1838) la longue et brillante carrière : elle appartient aujourd'hui à M. Lestapis, dont la famille verse mille bienfaits sur les malheureux. Plus près de la forêt se voit la jolie maison du général Valazé dont la perte récente a laissé tant de regrets à la France.

§ XXII. — MONTLIGNON.

Ce village est composé d'une seule rue d'un quart de lieue dans la direction du nord au midi; il est bâti sur la rive droite du ruisseau qui occupe le fond de la gorge formée par un abrupte affaissement des Champeaux. Abrité des vents d'est et de nord-est, il donne un libre accès aux vents du midi et du sud-ouest qui sont les plus humides et servent de véhicules aux miasmes de mauvaise nature. La colline des Champeaux très élevée en cet endroit, et dominant toute la longueur du village, est fort humide et fournit une foule de sources dont les eaux sont diversement composées. Les habitans ne boivent que celle du ruisseau et celle des puits ; aussi partagent-ils dès leur jeunesse avec les habitans de nos hauteurs le désavantage d'avoir une mauvaise bouche et un estomac impropre à de bonnes digestions. Ils subissent les inconvéniens des lieux bas et toujours chargés de vapeurs froides qui ne peuvent convenir qu'aux constitutions sanguines par excellence, ou aux personnes sujettes à des congestions cérébrales; il faut être éminemment robuste pour conserver une bonne santé dans ce lieu que doivent fuir les personnes aux pâles couleurs, ou disposées aux affections scrofuleuses ; il offrira au contraire un séjour parfaitement convenable aux sujets chez qui l'état maladif ne provient que d'un excès de santé, ou chez qui certains organes ont acquis une exaltation de vie qui les met au delà de l'équilibre des fonctions.

Les maladies les plus communes à Montlignon sont les affections chroniques des intestins, les fièvres lentes adynamiques, et les rhumatismes articulaires. Les maisons des grands propriétaires assises sur les hauteurs échappent nécessairement à la plupart de ces conditions d'insalubrité. Les habitans, pour se soustraire aux fâcheuses influences de la localité, devraient recourir à un régime plus substantiel, se nourrir de viandes rôties, d'alimens toniques, boire sans excès des liqueurs fermentées, ou de l'eau aromatisée avec des baies de genièvre, se couvrir de laine, se donner beaucoup d'exercice , et surtout renoncer à la funeste. habitude de revenir des champs avec tout le haut du corps presque découvert, lorsqu'ils sont mouillés de sueur à la suite de leurs pénibles travaux.

Montlignon, qui n'offrait en hiver qu'un cloaque de boue pétrie des eaux ménagères, est aujourd'hui bien pavé grace à son maire , M. de Boutteiller, qui a obtenu du gouvernement la faveur de voir traverser la commune par une route de deuxième classe. Cette puissante cause de salubrité n'a pas tardé à s'y faire sentir. Les habitans, presque tous pépiniéristes , se fortifient contre l'insalubrité locale par le travail et l'activité qu'exige ce genre de culture, et plusieurs d'entr'eux arrivent à un âge avancé avec une santé souvent altérée, il est vrai. mais par des indispositions dont un bon traitement triomphe sans peine. Parmi ces pépiniéristes plusieurs ont acquis une juste célébrité par leurs connaissances en horticulture. MM. Jean-Antoine Monneau, ex-maire, et François Monneau, maire-adjoint, se sont placés hors de ligne et possèdent, surtout le premier, les pépinières les plus étendues et les mieux entretenues.

Les habitans, qui, pour la plupart, tendent au tempérament lymphatique ou lymphatico-sanguin, sont froids de caractère et peu communicatifs. Après leur ouvrage ils sentent plus le besoin de repos que celui des distractions bruyantes.

L'unique rue du village, surtout depuis qu'il est pavé, est égayée par le passage fréquent des cavalcades et des parties d'ânes qui vont de Montmorency et d'Enghien au rendez-vous de chasse à un quart de lieue de Montlignon, but ordinaire des plus longues excursions des promeneurs. Les restes du vieux château de la chasse, qui n'offrent rien de regrettable, se démolissent pour faire place à des constructions nouvelles.

Montlignon est embelli par de fort jolies propriétés, surtout par un château admirablement situé à l'entrée du village, avec le parc le mieux dessiné de tous nos environs et le plus riche en ornemens, appartenant à M. Paquet et à M. Plée. A l'autre extrémité de Montlignon l'on remarque l'ancienne propriété de madame la comtesse de Thiars dont le parc et la maison ont été complètement renouvelés sur des plans dont l'élégance rappelle certains aspects de la Suisse, appartenant aujourd'hui à M. Morel-Fatio. C'est à M. Varré de Saint-Martin qu'on doit le dessin de ces deux parcs. La population de Montlignon est de 340 âmes; sa distance de Montmorency et d'Enghien est d'une lieue et demie.

XXIII. — ENGHIEN-LES-BAINS.

Au milieu du dix-huitième siècle on ne voyait sur l'emplacement d'Enghien que deux maisons, dont la principale était un moulin alimenté par le trop plein du lac et que l'on nommait moulin de Saint-Gratien. Après avoir appartenu au maréchal de Catinat ainsi que le lac et le parc, il passa avec eux à divers propriétaires. Ce ne fut qu'en 1766 que le P. Cotte de l'Oratoire, curé de Montmorency, dans ses excursions géologiques, fut frappé de l'odeur désagréable qu'il sentait en passant près du moulin. Ses recherches lui firent découvrir un ruisseau sortant par les interstices des pilotis qui supportaient le massif de pierre établi pour la décharge du lac en avant du coursier, et qu'on nommait ruisseau *puant*. Le lac ayant été mis à sec, il fut étonné de voir que le ruisseau ne tarissait pas et conjectura que la source était cachée bien au-dessous de la nappe d'eau; il l'appela *source du Roi*, et la reconnaissance l'a nommée *source Cotte.* Cette eau sulfureuse, analysée d'abord par lui, le fut encore successivement par MM. Le Vieillard, Deyeux, Fourcroy, Vauquelin. Ces derniers, dans leur mémoire, insistèrent sur les avantages que devaient offrir à la thérapeutique des eaux si riches en principes médicinaux et placées aux portes de la capitale ; ils prédirent le succès qui devait en couronner l'emploi : mais cette prédiction, aujourd'hui complètement vérifiée , ne se réalisa qu'avec la lenteur qu'on mettait alors à toutes les choses utiles. Le peu de soin donné à la construction des bâtimens, la mauvaise organisation du service déterminèrent des plaintes et bientôt l'éloignement des malades.

Enfin en 1822 M. Péligot, alors propriétaire du domaine de Catinat, commença à exécuter les projets que M. Bouland a si heureusement réalisés depuis quatre ans. Il créa la fortune d'Enghien en y fondant de beaux et vastes établissemens ; rien ne fut épargné pour offrir aux malades toutes les conditions de salubrité, de commodité et d'agrément ; tant d'efforts ne tardèrent pas à conquérir non cette vogue d'un jour emportée le lendemain par un caprice épidémique, mais une réputation de plus en plus affermie depuis seize ans par une foule d'expériences vraiment concluantes, et contre lesquelles ont échoué sans retour l'entêtement de la prévention , et d'autres passions non moins aveugles.

Le succès a marché si vite que l'établissement, malgré son étendue, n'a plus suffi, et qu'il a fallu y adjoindre le bel hôtel des quatre Pavillons, construit selon les règles de la plus saine hygiène. De nombreux conduits d'air passent sous le bâtiment à la hauteur des fondations pour en emporter, par des courans perpétuels, toute l'humidité. Au centre, dans un espace carré laissé à jour, règnent des galeries sur lesquelles s'ouvrent les portes de tous les appartemens, dont l'air se renouvelle ainsi, même quand on craint d'ouvrir les croisées. Une si importante addition s'étant encore trouvée

insuffisante, on a joint à ces grands édifices de nouveaux bâtimens, et chaque jour en voit encore élever d'autres, de sorte
qu'Enghien forme aujourd'hui un des plus beaux villages de
la vallée.

La population d'Enghien en 1838 est montée à 150 âmes.
Il est situé à l'est de la vallée, à une petite demi-lieue de
Montmorency, et à trois lieues et demie de la capitale, avec
laquelle il est en communication fréquente au moyen de voitures publiques qui font le trajet plusieurs fois par jour.

Enghien est encore une annexe de Deuil, mais il ne peut
tarder à se voir ériger en commune, tant ses accroissemens
sont importans et rapides. La plupart des maisons jetées autour du lac portent le cachet de l'architecture Bridault, si
élégante et si variée. Le terrain qui s'étend en longueur du
côté de Montmorency offre un plan légèrement incliné;
cette disposition permet de construire sur une demi-éléva-
tion des maisons recherchées par les personnes qui, sans
quitter le voisinage des bains, craignent de séjourner au niveau de l'eau ou très près de ses bords. Abrité des vents du
nord par la haute barrière des Champeaux, et de ceux du
sud-ouest par les buttes d'Orgemont et de Sanois, Enghien ne reçoit que les vents d'est et d'ouest, direction qui
permet le mieux la purification de l'air par son renouvellement. Des vues admirables, prises surtout du bâtiment de
la Pêcherie; des jardins parfaitement tenus; un parc de 400
arpens planté d'arbres dont la végétation est vigoureuse; un
lac d'une étendue de 120 arpens, remarquable pour une si
petite vallée, et offrant aux malades les agréables distractions de la pêche ou de la navigation à voiles et à la rame;
le voisinage d'une forêt, de plusieurs routes bien entretenues, et de promenades délicieuses : tout cet ensemble si
vivant bannit l'hypochondrie, le découragement, et ce dé-
goût de l'existence, cortège trop ordinaire de beaucoup de
maladies, si propre à détruire l'effet de la plus habile médication.

On vient de voir qu'Enghien participe, à raison de sa position, aux conditions de salubrité des villages les mieux situés de la vallée ; il a même sur eux un grand avantage, c'est d'avoir son air rafraichi et humecté modérément, pendant les grandes chaleurs de l'été, par l'évaporation des eaux du lac; cet air devient alors plus doux, mieux approprié aux poitrines délicates, aux personnes affectées de congestions pulmonaires faciles, ou disposées à ces oppressions momentanées que cause l'irritabilité simultanée du cœur et du poumon. Beaucoup de personnes, après avoir souffert du trop grand air de Montmorency, d'Andilly et même d'Eaubonne, se sont trouvées merveilleusement soulagées par le séjour d'Enghien. C'est donc par l'effet d'une erreur complète qu'on lui a reproché son humidité, sa proximité d'un étang, et des miasmes engendrés par la stagnation des eaux. D'abord un lac aux eaux vives et courantes, auquel cinq ou six ruisseaux apportent constamment des eaux de source ou de pluie, et dont le trop plein s'épanche constamment par deux décharges, n'a rien de commun avec un étang à eau stagnante. Tout le monde sait que le voisinage des lacs est éminemment favorable à la santé, et que l'air qui passe sur leurs eaux, en s'emparant d'une petite quantité d'eau en évaporation, convient infiniment à certaines personnes sans nuire à aucune. Quant à un dégagement de miasmes, il n'aurait lieu que si la pièce d'eau était un marais, dont le fond, entretenant une végétation active, pût former avec les détritus de ces végétaux une vase à émanations dangereuses: ici rien de semblable; le fond du lac, comme celui des lacs de la Suisse, ne nourrit que peu de végétaux, et n'offre que les sables mêlés de terre qu'ont entraînés les eaux pluviales ; la portion de véritable marais qui se trouvait sous Saint-Gratien est maintenant desséchée et en pleine culture (1).

(1) Il est à remarquer que, malgré l'injuste prévention que quelques personnes ont encore contre la salubrité de la localité d'Enghien, probable-

L'eau du lac n'est plus mélangée avec les eaux sulfureuses dont les sources, sortant de 18 à 20 pieds au-dessous du niveau de la chaussée, se trouvent conduites par des canaux particuliers, sans communication avec la pièce d'eau aujourd'hui dépouillée de tout mélange de soufre.

Enfin la nouvelle route que l'on vient de terminer tout autour du lac qui permet facilement la promenade en voiture même jusques au bois de Saint-Gratien, la continuation de la route départementale d'Argenteuil par Enghien, Deuil, Groslay, pour rejoindre la grande route de Picardie, le pavage des chemins de traverse, aboutissant à Enghien, et surtout le chemin de fer qui va réunir notre vallée à un des faubourgs de Paris, sont encore, comme nous l'avons fait voir à l'article Soisy et Margency, des conditions de salubrité contre lesquelles viendront échouer tous les efforts de la calomnie.

Les eaux minérales d'Enghien sortent de cinq sources, toutes à peu près également riches en principes médicinaux; la plus abondante est la *source de la Rotonde* ; la plus ancienne, la *source Cotte*, qui a fourni l'eau dont Louis XVIII fit usage à Paris; les autres portent les noms de *source Nouvelle*, découverte par M. le docteur Bouland, en 1835, *source Moyenne*, *source de la Pêcherie*. Leur réunion permettra à l'établissement de satisfaire à tous les besoins et pourra lui procurer la plus grande extension.

M. Ossian Henry, chef des travaux chimiques de l'Académie royale de médecine, a publié en 1837 un excellent mémoire intitulé *de l'eau d'Enghien;* en voici quelques passages : on trouvera dans la brochure même une foule de

ment suscitée par des intérêts particuliers, ou par une malveillance que nous nous abstenons de qualifier, nous n'y avons jamais vu régner endémiquement depuis une dixaine d'années que nous exerçons dans la vallée, ni fièvres, ni rhumatismes, ni scrofules, affections communes aux lieux marécageux.

détails intéressans et une série de preuves irréfragables à l'appui des conclusions de l'auteur.

« L'odeur hépatique de l'eau d'Enghien se fait vivement sentir à une certaine distance des sources; mais à leur point d'émergence on n'aperçoit que difficilement, et rarement encore, un dégagement gazéiforme, même dans les temps orageux ou après des variations atmosphériques brusques. Le gaz hydrogène sulfurique qui s'en échappe brunit promptement les objets de cuivre et d'argent placés au contact; il agit aussi sur toutes les peintures à la céruse de l'établissement, qu'il noircit assez rapidement; et enfin en se changeant peu à peu en acide sulfurique sous l'influence de l'air et des bases, il forme sur les ferrures des portes une rouille prononcée. Il agit encore sur le calcaire de la voûte des sources, où l'on trouve un sulfate acide de chaux et d'alumine. L'eau d'Enghien présente une amertume légère; elle produit des rapports d'œufs couvés peu de temps après avoir été avalée : mais cette saveur sulfureuse n'est pas sensible au palais quand on a le soin, en buvant l'eau, de se boucher les narines. Sa limpidité est parfaite au sortir de la source, et se conserve très longtemps dans des bouteilles bien bouchées, où elle ne perd en rien ses propriétés; j'en ai vu qui, après quatre et cinq ans, contenait toujours autant de soufre.

» Exposée à l'air atmosphérique l'eau d'Enghien louchit progressivement; il s'y forme une petite couche blanche composée presque tout entière de carbonate terreux et d'un peu de soufre : l'eau perd alors son odeur sulfureuse (ce qui n'a lieu complètement qu'après vingt-quatre heures au moins), et cette odeur est remplacée par une odeur d'hyposulfite... (pages 8 et 9).

» Exposée à l'action de la chaleur, elle acquiert promptement une teinte vert-émeraude qu'elle perd ensuite en laissant précipiter les carbonates terreux et en dégageant de l'acide carbonique avec l'hydrogène sulfuré. Si l'on opère

au contact de l'air, l'eau laisse un résidu blanc composé
principalement de carbonate, de sulfate et d'hyposulfite terreux ; si au contraire cette évaporation est effectuée à l'abri
de l'air dans une cornue de verre et à l'aide d'une ébulli-
tion rapide, le résidu contient seulement quelques traces
d'hyposulfite, mais du sulfure sensible aux réactifs ; les gaz
dégagés sont d'ailleurs composés d'acides carbonique et
hydrosulfurique. M. Longchamp a reconnu qu'il est facile
de chauffer dans des vases inaccessibles à l'air l'eau d'Enghien jusqu'à 60 et 70 centigrades, sans qu'elle perde en rien
ses propriétés sulfureuses ; ce n'est qu'à 85, 90 et 100 degrés qu'elle commence à laisser dégager une partie de son
principe sulfureux... (page 10).

» Il est si difficile à l'homme de pénétrer dans les entrail-
les de la terre pour y suivre pas à pas le travail de la nature, que l'on ne doit pas s'étonner du grand nombre d'hy-
pothèses plus ou moins ingénieuses par lesquelles les
géologues et les chimistes se sont efforcés d'expliquer la
formation des eaux minérales naturelles. L'opinion la plus
générale les considère comme le résultat de l'action dissol-
vante de certaines nappes d'eau, plus ou moins profondes,
sur les principes contenus dans les divers terrains qu'elles
traversent. Ces nappes sont-elles échauffées par des causes
électro-chimiques, ou, ce qui semble plus probable, par la
chaleur centrale du globe terrestre, c'est ce qui n'est pas
encore rigoureusement démontré. Comme l'on trouve dans
les eaux des substances que ne présentent pas dans leur
composition les différentes couches terrestres, force a été
de tenter d'expliquer la production de ces ingrédiens. Ainsi,
c'est par des décompositions réciproques toutes chimiques,
c'est par des réactions électro-chimiques entre des sels ou
divers élémens qu'on est parvenu à en donner des explica-
tions plus ou moins plausibles... (page 25).

» L'explication qui me semble (c'est toujours M. Ossian
Henry qui parle) le mieux rendre raison de la production de

ces eaux sulfureuses est celle qui les attribuerait formées par la décomposition de certains sulfates. Cette explication s'applique particulièrement à l'eau sulfureuse d'Enghien ainsi qu'à d'autres du même genre, celles de Chamounix, d'Uriage, et d'une source trouvée récemment à Greoulx, par exemple, etc. Bien que la plupart des sulfates offrent un caractère de stabilité très marqué, il n'est pas difficile de les décomposer, sous l'influence de la chaleur, par l'intermède d'un corps carboné ou hydro-carboné : de là, production de sulfures, de carbonates, d'acides carbonique, hydrosulfurique, etc. ; mais cette décomposition a lieu aussi, quoique moins rapidement, sous l'influence seule de l'eau à la température ordinaire et par le contact des matières organiques. Des essais qui me sont personnels, et ceux de Vogel en outre, ont démontré, il y a déjà longtemps, ce fait d'une manière incontestable. Or parmi les sulfates il en est peu qui soient aussi facilement décomposables que le sulfate de chaux dans les circonstances mentionnées en dernier lieu... (pages 26 et 27). (Ici des expériences ingénieusement conçues pour créer, par une transformation sulfureuse, une image de celle qui détermine la formation de l'eau d'Enghien.)

CONCLUSIONS. — M. Ossian (Henry) termine son mémoire par des conclusions que nous reproduisons ici : « 1° L'eau minérale naturelle d'Enghien, dont la base est un *hydrosulfate de chaux* mêlé de quelques traces d'*hydrosulfate magnésien* et d'acide *hydrosulfurique libre*, doit être considérée comme une eau *hydrosulfatée calcaire hydrosulfuriquée*.

» 2° La proportion de soufre que représente l'acide hydrosulfurique total qu'elle renferme surpasse pour le même poids, à une exception près, et souvent de beaucoup, la quantité de ce principe contenue dans toutes les eaux sulfureuses connues de la chaîne des Pyrénées.

» 3° L'eau d'Enghien paraît se former, sous l'influence

de l'eau, dans un banc de gypse, par la décomposition réciproque du sulfate calcaire et des matières organiques qui l'accompagnent.

» 4° La température peu élevée de cette eau (12 à 13 degrés centigrades) n'influe en rien sur ses propriétés bienfaisantes; car on peut l'élever aisément, dans des appareils appropriés, à une température de 60 et 65 degrés centigrades, sans qu'elle perde aucun de ses principes et qu'elle ait subi la moindre altération.

» 5° Sa basse température permet en outre de la mettre en bouteille aussitôt la sortie de la source, et sans qu'il faille la laisser refroidir plus ou moins à l'air ; ce qui contribue à assurer sa longue conservation et sa facile expédition au loin, lorsque les vases sont remplis entièrement et très-exactement bouchés.

» 6° La nature diverse de telle ou telle saison n'influe en rien sur les quantités de soufre que l'eau d'Enghien peut contenir ; c'est ce qui permet de la puiser avec les mêmes avantages en hiver qu'en été.

» 7° Enfin les propriétés éminemment salutaires de l'eau d'Enghien, dans une foule de cas, la rendent très-précieuse à la médecine par sa richesse en soufre, et d'après les bons effets qu'elle produit, et que l'expérience démontre journellement. »

Je suis à même de vérifier tous les jours la vérité des assertions de M. Henry. C'est au moyen de cuves en bois hermétiquement fermées qu'on porte à une température appropriée ces eaux salutaires qui de là passent, par des tuyaux, jusqu'aux baignoires où elles arrivent très chaudes sans avoir reçu le contact de l'air, et ne diffèrent absolument en rien dans leur combinaison de ce qu'elles sont à leur point d'émergence. Ce fait, constaté par une foule de chimistes et de praticiens les plus distingués, laisse tout-à-fait sans excuse la prévention que j'ai encore rencontrée chez quelques malades. Les eaux de Barèges sortent, il est vrai, à la température de 45 degrés centigrades, celles de Cauterets à 51, et celles de Bagnères de Luchon à 65; mais celles d'Enghien doivent leur être bien préférées comme offrant dans une proportion plus forte les mêmes élémens thérapeutiques.

La source la plus riche en soufre donne en effet, sur un poids de mille grammes, 35 grammes à Luchon, 20 à Barèges, 15 à Cauterets, et 45 à Enghien. Ces dernières ne le cèdent qu'aux eaux minérales d'Uriage, près de Grenoble, qui donnent près de 51 grammes de soufre ; mais elles l'emportent sur les eaux de Greoulx, qui n'en contiennent que 43 : ces deux localités appartiennent à la chaîne des Alpes. Si donc c'est le soufre qui constitue la vertu des eaux minérales, Uriage pourra seul prendre le pas sur Enghien. Les eaux naturellement chaudes à 40, 50 ou 60 degrés comme celles des Pyrénées offrent, par cette température même, l'inconvénient de ne pouvoir être administrées en douches ou en bains qu'après être tombées au degré convenable ; on est même obligé de couper l'eau chaude avec l'eau des mêmes sources, refroidie d'avance à l'air; mais le seul contact de l'air fait perdre aux eaux minérales une grande partie de leurs propriétés.

Ainsi, les eaux d'Enghien, qu'on peut chauffer sans en altérer la combinaison, ont encore ici l'avantage. Enfin la proximité d'une immense capitale, une course de deux heures substituée à un long voyage, une dépense modérée au lieu de frais énormes, la facilité de trouver des logemens pour toutes les fortunes, l'agrément de soigner ses affaires tout en s'occupant de sa santé, le plaisir de n'interrompre aucune de ses relations, la douceur de voir ses amis, voilà ce qui met Enghien hors de toute concurrence, ce qui lui assure une prospérité durable que le caprice n'a pas fait naître et contre laquelle il serait impuissant.

Je vois les eaux d'Enghien journellement employées avec succès dans une foule de maladies chroniques des plus opiniàtres, qui avaient résisté à d'autres eaux minérales trop faibles ; mais elles veulent être administrées avec une grande sagesse. Leur énergie est telle, qu'elle occasionne quelquefois, en irritant toute la peau, ce premier degré d'érysipèle qu'on nomme exanthème cutané, et d'autres fois des boutons. Plusieurs sujets, en sortant d'un bain prolongé, se sentent courbaturés ; d'autres éprouvent des congestions vers le cerveau, ou une augmentation de douleur dans cet organe, pour avoir négligé certaines précautions, ou pour avoir ignoré qu'il fallût les prendre. Les eaux s'administrent sous toutes les formes : à l'intérieur, soit pures, soit coupées avec du lait d'ânesse ou de vache ; à l'extérieur, en bains ou en douches. Les bains se prennent à diverses températures, selon les cas ; tantôt à l'eau pure, tantôt avec une eau mitigée par des principes émolliens, la gélatine, etc.; tantôt, au contraire, avec addition de principes stimulans. Les douches sont froides ou chaudes ; elles sont ascendantes, ou verticales, ou latérales, ou obliques, et on en modère à volonté l'énergie. M. Bouland, ancien directeur des Néothermes, et directeur actuel des eaux d'Enghien a renouvelé à fond tout l'établissement. C'est encore à lui que l'on doit d'être parvenu à réaliser l'heureuse idée de concentrer dans des pastilles le principe de ces eaux, pour les personnes qui ne peuvent les boire à cause de leur odeur fortement sulfurée, et pour celles qui, faisant de longs voyages, ne peuvent en emporter facilement en nature. M. Deslauriers, pharmacien, a réuni les principaux élémens dont se composent ces eaux, pour en former des bols ou grains d'un petit volume, et d'une administration facile.

Dans les affections chroniques de l'appareil respiratoire ces eaux agissent comme dérivatif sur la peau et comme contro-stimulant à l'intérieur. Dans les affections du larynx qui n'ont pas débuté d'une manière aiguë, lorsque le sujet est débilité, et que l'on craint d'augmenter l'anémie par des évacuations sanguines, lorsque en même temps la suscepti-

bilité du tube digestif ne permet pas d'employer les drasti-
ques dérivatifs, on peut ordonner un bain minéral de deux
jours l'un avec des frictions sur la peau au sortir de la bai-
gnoire; on prescrit en outre quelques demi-verres d'eau
coupée avec du lait, et ces moyens ne manquent guères
d'amener un prompt soulagement. Les inflammations passives
de la muqueuse aérienne, les catarrhes anciens souvent ac-
compagnés d'oppression cèderont, souvent très vite, à l'eau
d'Enghien prise matin et soir coupée avec du lait, et asso-
ciée à des pilules d'un grain de ciguë aussi matin et soir.

Les personnes faibles ou âgées ne doivent prendre les
bains que d'une manière progressive; l'activité qu'ils déter-
mineraient dans le mouvement circulatoire, si elles restaient
trop longtemps dans les premiers bains surtout, pourrait
amener une réaction contraire à l'affection qu'on veut détruire.

Quand la phlegmasie dont nous parlons affecte les dernières ramifications bronchiques et qu'elle est sujette à des
récrudescences à l'état aigu, en un mot si c'est un véritable
catarrhe suffocant, il faut cesser à l'instant même l'usage
des eaux, laisser passer l'accès, et aussitôt après prendre
les bains d'une manière continue, y rester longtemps et se
faire frictionner; on continuera l'effet de la friction au
moyen de vêtemens de flanelle sur toute l'étendue de la
peau. J'ai observé moi-même l'avantage de cette combinaison de traitement dans les bronchites opiniâtres, les bronchites asthmatiques, et je l'ai toujours vue couronnée d'un
succès complet, dans le petit nombre d'observations que
j'ai pu faire.

C'est surtout dans les leucorrhées asthéniques, catarrhe
vaginal utérin, chez les femmes lymphatiques, chez les
jeunes filles chlorotiques, que nous avons été témoin d'un
grand nombre de cures. L'usage de bains journaliers, suivis
de douches sur les reins et les cuisses, amène une prompte
amélioration, et calme les malaises, les tiraillemens d'esto-

mac., les douleurs de reins, la courbature générale, symptômes ordinaires de cet état morbide.

Les résultats obtenus chaque jour contre les affections de l'utérus (maladies de matrice), par MM. Jobert et Lisfranc, confirment tout ce que l'on a avancé sur leur utilité.

La *Gazette Médicale*, après une longue description sur les avantages de la nouvelle source Bouland, où elle considère cet établissement comme le premier de l'Europe, surtout sous le rapport de l'efficacité de ses eaux, s'exprime ainsi :

« S'il est en effet des maladies que de longs voyages
» peuvent soulager ou guérir, il en est beaucoup d'autres
» que la fatigue et les secousses inévitables d'une longue
» route peuvent aggraver ; telles sont les affections utérines
» qui réclament le repos, et dans lesquelles des mouvemens
» brusques peuvent provoquer des accidens redoutables.
» Nous rappellerons à l'occasion de cet ordre de maladie,
» des résultats obtenus l'an dernier, par l'emploi des eaux
» d'Enghien, résultats constatés par M. Lisfranc, qu'il a
» communiqués à l'Académie royale de Médecine.

» Nous ajouterons encore à ces observations le résultat
» de nos propres remarques sur le grand nombre de per-
» sonnes affectées de maladies de l'utérus, qui fréquentent
» les eaux d'Enhgien ; celles qui, ne pouvant s'y fixer, ve-
» naient chaque jour prendre les bains de Paris ou des
» alentours, n'ont pas obtenu un grand soulagement, tandis
» que celles qui habitaient la localité ont été guéries ou du
» moins notablement soulagées. On ne peut attribuer cette
» différence qu'aux voyages trop souvent répétés. »

Dans la chlorose ou pâles couleurs, lorsqu'il y a anémie avec absence de symptômes cérébraux, une cure des eaux d'Enghien de trois à quatre mois suffit pour changer complètement la constitution et la ramener à un type normal. Les ferrugineux, les amers qu'on oppose ordinairement à ces affections sont un adjuvant qui accélère l'efficacité des eaux.

C'est aussi dans les affections scrofuleuses, scorbutiques, dans les ulcères vénériens, les engorgemens glanduleux, les tumeurs blanches , les tumeurs osseuses, que les eaux d'Enghien produisent des effets que l'on qualifierait de merveilleux, si l'on ne craignait de se voir soupçonner de partialité. Nous avons en ce moment plusieurs sujets affec- tés de scrofules invétérés. En désespoir de cause et comme dernière ressource on les a envoyés à l'établisse- ment, où ils sont presque tous arrivés au terme de leur guérison. Je citerai entre autres un jeune homme chez qui j'ai pu constater les progrès de la maladie avant la cure des eaux. Après avoir eu plusieurs abcès froids, suivis de plaies lentes à se cicatriser, il avait conservé depuis trois ans une tumeur scrofuleuse avec dégénérescence osseuse de l'articulation du coude droit. Visité par toutes les célé- brités de Paris, il fut jugé incurable, et dans une consulta- tion définitive on se décida pour l'amputation. Les parens s'y opposèrent, et le confièrent aux soins éclairés de M. Lu- gol. La maladie faisait des progrès alarmans; quand la saison des bains arriva, ce praticien célèbre conseilla une cure de plusieurs mois aux eaux d'Enghien, des bains tous les deux jours, l'eau à l'intérieur et quelques douches lors de la ré- solution. Aujourd'hui ce jeune homme exerce quelques mouvemens de plus en plus étendus dans cette articulation naguère condamnée à la mort ou à l'ankilose ; la plupart des plaies sont complètement cicatrisées; celle du coude, où régnait un désordre effrayant , est dans un état si voisin d'une complète guérison qu'on peut la préjuger avec certi- tude.

On fait encore usage de l'eau d'Enghien dans les engorgemens du foie, de la rate, principalement à l'inté- rieur, trois ou quatre verres par jour toute pure ; il en est de même dans les diarrhées passives, pour lesquelles un bain tous les quatre jours suffit ordinairement. Dans les métrites chroniques on y associe les douches ascendantes , avec des douches verticales sur les reins. Dans les gastralgies, les affections nerveuses de l'estomac, nous n'avons encore pu observer l'effet des eaux que sur un petit nombre de personnes, qui ont éprouvé du soulagement, mais sans être guéries. En général tous les praticiens qui s'occupent de la médication des eaux minérales ont reconnu que les affections nerveuses intenses, lorsqu'il y a grande irritabilité, une disposition aux inflammations rapides, soit nerveuses, soit sanguines, s'accommodent généralement mal des eaux sulfureuses : en effet l'essence de leur vertu médicatrice est de stimuler, de réveiller les organes affaiblis, relâchés, qui ont perdu leur énergie vitale, ou par une répétition outrée de leurs fonctions, ou par un traitement débilitant trop prolongé, ou enfin par une disposition naturelle à l'anémie, à la faiblesse, à une fonction nutritive lente, misérable, peu réparatrice. Toutes les fois que les organes seront énervés, épuisés, lorsqu'il y aura rupture d'équilibre dans leurs fonctions par la stimulation d'un seul organe appelant de son côté l'abord de tous les fluides vitaux, la balance sera promptement rétablie par une dérivation sur la peau et sur le tube digestif au moyen des eaux. Si l'équilibre a été rompu, soit par une cause mécanique telle que la stagnation des liquides dans un organe, comme dans certains engorgemens du foie, soit par une disposition à la formation de calculs dans le foie ou dans les reins, les eaux deviendront, par leurs élémens chimiques, d'un puissant secours.

Dans les rhumatismes articulaires passés à l'état chronique, lorsque les articulations restent gonflées et douloureuses longtemps après la disparition de tous les symptômes aigus, la vertu médicatrice des eaux est si bien connue et d'un effet si constant, que nous en parlons uniquement pour compléter le cadre des maladies où elles réussissent.

La banalité du conseil donné de tout temps aux sujets affectés de quelqu'une des nombreuses maladies de la peau, de la combattre par l'emploi des eaux sulfureuses, doit être soumise à certaines restrictions. On se tromperait bien si l'on s'imaginait que leur action dût toujours suffire. Plusieurs de ces affections ne cèdent qu'au concours de l'action des eaux et de celle des médicamens qui, à leur tour, ne produiraient sans les eaux aucun résultat.

Dans les inflammations de la peau dites *pustuleuses*, comme l'achné, la couperose, le sycosis, l'echtynea, le favus ou dartre pustuleuse miliaire, dartre pustuleuse disséminée, la mentagre, les eaux d'Enghien doivent être employées à froid, à l'état de bains frais, toutefois après qu'un traitement préliminaire a fait disparaître les symptômes inflammatoires par les émissions sanguines, les délayaus tant à l'intérieur qu'à l'extérieur. Nous avons remarqué que M. Rayer les prescrivait sous cette forme, en conseillant de les alterner avec des bains d'eau douce et qu'il en avait obtenu d'heureux résultats. M. Rayer les a prescrites sous cette forme en conseillant de les alterner avec des bains d'eau douce.

Lorsque la plupart des médications ordinairement opposées à ces affections ont échoué, qu'elles sont passées à l'état chronique, les bains sulfureux frais deviendront une grande ressource, et leur efficacité sera d'autant plus marquée qu'ils seront plus répétés ; on prendra aussi de l'eau à l'intérieur, en douches, en lotions pendant un mois, six semaines, deux mois. Dans tous les cas ces cures seront précédées d'un traitement antiphlogistique.

Pendant ce traitement on pourra hâter la résolution des tubercules par des onctions répétées avec des pommades dont le protochlorure ammoniacal formera la base.

Dans les affections papuleuses, les scrofules, le lichen, le prurigo, et dans les affections squammeuses, la lèpre, le pityriasis, le psoriasis, l'emploi des eaux sulfureuses demande une grande circonspection ; elles sont trop souvent conseillées d'une manière empirique : ces bains sont nuisibles dans le lichen aigu et rarement utiles dans le lichen chronique; souvent ils en aident le développement en augmentant l'irritation : les bains de vapeur d'eau sulfureuse sont plus efficaces si l'on y joint les onctions de pommades dans lesquelles on combine le calomel et le camphre ou le deutoiodure de mercure. J'ai cependant vu les eaux d'Enghien guérir le lichen chronique avec un adjuvant qui n'avait pas réussi sans leur concours, la solution de Fowler à la dose de 8 à 10 et 15 gouttes matin et soir dans une cuillerée d'eau.

Dans tous les prurigos récens et anciens, les bains sulfureux frais diminuent la démangeaison; chauds ils deviennent efficaces, s'ils sont mitigés par la gélatine : cependant, selon la constitution du sujet, la forme et l'étendue de la maladie, le traitement demande des modifications qui ont besoin d'être soumises à l'avis du médecin.

Le pityriasis, le psoriasis cèdent facilement aux bains sulfureux quand la peau n'est ni rouge ni trop douloureuse, pourvu qu'on en alterne l'emploi avec les douches, les bains de vapeur et les bains narcotiques; mais il faut les continuer longtemps et même un peu après la guérison. La lèpre sera aussi combattue par les bains sulfureux, soit d'immersion, soit de vapeur, mais avec le concours d'un traitement interne bien dirigé et avec les onctions au moyen des pommades préconisées par M. le docteur Rayer, pourvu qu'on ait soin de les modifier selon les diverses phases de cette affection. Les bains de vapeur d'eau douce alterneront avec les bains sulfureux pour faciliter la chute des squammes.

Quand la maladie dépend d'un vice de conformation ou de structure de la peau, comme épaississement congénital de cet organe, leucopathie partielle, chloasma, mélasma, naevi coloris, chéloïde, ichthiose, etc., on pourra obtenir quelque résultat avantageux de l'emploi des eaux; elles agiront comme un puissant modificateur du travail de nutrition; mais il y faudra joindre l'usage intérieur de la poix (goudron) conseillée par M. le docteur Elliotson.

On a encore obtenu de bons effets des eaux d'Enghien dans certaines paralysies, suite d'hémiphlégie, ou même provenant de causes extérieures. M. Damien cite l'observation d'un officier anglais qui, entièrement perclus d'une jambe à la suite d'un coup de feu, a recouvré l'usage de ce membre par la vertu de ces eaux.

Quant au mode d'administration, voici ce qu'en dit M. Pâtissier dans son Traité des eaux minérales. « On administre les eaux d'Enghien sous toutes les formes, et à cet » égard l'établissement qui nous occupe peut servir de mo- » dèle. Ainsi l'on y trouve deux espèces de douches, l'une » chaude, l'autre froide, dont on peut combiner ou faire » succéder les applications, des étuves à l'instar des bains » russes, où l'on donne à volonté des affusions d'eau plus ou » moins froide; on masse et l'on frictionne les membres. On » fait boire les eaux le matin à la source, à la dose de deux » ou trois verres; on peut les couper avec du lait d'ânesse » ou de vache.

» Il n'est pas rare d'observer après quelques bains un » exanthème cutané qui, loin d'être dangereux, est tou- » jours salutaire. La douche descendante est la plus élevée » du royaume, elle a 60 pieds de chute, etc., etc. »

Par les travaux importans qui s'effectuent aujourd'hui sous la direction de M. Bouland on a encore augmenté la force de cette douche.

§ XXIV. — soisy.

Ce beau village, dont la population est de 400 ames, est divisé en deux portions, le grand et le petit Soisy. Le premier, formé par les habitations des cultivateurs et par la propriété de M. Cavillier, agréablement située à mi-côte, se trouve au pied du versant méridional, et un peu à l'ouest de la colline de Montmorency ; le petit Soisy, un peu plus éloigné sur le plan de la vallée, est à cheval sur la route de Paris à Saint-Leu, et n'est composé que de quelques belles et grandes maisons, de trois ou quatre habitations de cultivateurs, et d'une belle eglise, y compris le presbytère occupé par le digne ecclésiastique qui dessert à la fois Soisy et Eaubonne.

Abrité de la plupart des vents, principalement de ceux du nord et de l'est, ce village n'est point encaissé : l'air, dont la circulation est libre, se renouvelle facilement ; l'impétuosité de ses courans se trouve ralentie à l'est et au nord par les hauteurs de Montmorency, au midi par le bois Jacques, et dans les autres directions par les arbres nombreux qui bordent les chemins. Un peu distant de tous ces abris, il en recueille tous les avantages sans rester exposé à l'humidité, ni à l'ardeur concentrée des rayons solaires. Dégagé au milieu de ses hauts entourages, il devient une des positions les plus avantageuses pour la santé. L'air qu'on y respire est pur et bien renouvelé, la pression atmosphérique y a toute son énergie, et fournit aux poumons un aliment abondant qui facilite le jeu de la respiration et des fonctions nutritives.

C'est un séjour parfaitement convenable aux personnes dont la poitrine est délicate ou déjà affectée, et qui ne pourraient supporter l'air des hauteurs trop chargé d'oxigène ; Soisy leur procure le double avantage de respirer celui qui leur convient le mieux, et de trouver, après une promenade de dix minutes, les eaux minérales dont elles ont besoin.

La salubrité naturelle du lieu est encore augmentée par l'aisance de presque tous les cultivateurs ; elle leur permet d'avoir des habitations saines où se font sentir les soins de propreté ; ajoutons que le maire et les grands propriétaires de Soisy, dans leur bienveillante sollicitude pour les habitans, s'occupent des moindres détails d'hygiène publique.

Pendant l'été Soisy comme Enghien jouit en général des avantages de la température chaude et sèche, qui est la plus favorable aux fonctions du cerveau ; en stimulant tous les nerfs du corps elle éveille l'action contractile des organes du mouvement, mais sans fortifier les tissus et sans en augmenter l'énergie. C'est donc une température à la fois agréable et plus propre qu'aucune autre au plein et entier exercice de toutes nos fonctions.

La salubrité de ce village est due encore à la manière dont les routes et les chemins qui le traversent ont été établis et sont entretenus ; on n'y voit nulle part de ces mares vaseuses, croupissantes dans les ornières, de ces flaques d'eau sans écoulement qui vicient l'air dans les chaleurs. Cette inappréciable amélioration est due à M. Javon, qui durant ses fonctions de maire de Soisy a constamment donné l'exemple et l'impulsion aux villages circonvoisins. Dans son zèle philantropique, nonseulement il consacrait tout son temps et de fortes sommes à cet entretien des routes de sa commune, mais il savait encore exciter une activité chez les autres en surveillant lui-même les travaux, et en leur procurant les avances nécessaires. En rendant ce juste hommage à la mémoire d'un homme généreux, trop tôt enlevé à sa famille, nous ne sommes que l'organe des voix de toute la contrée qui savent bien mieux en faire l'éloge.

Depuis, l'amélioration des chemins est devenue l'objet de la sollicitude de son successeur. Un leg de 500 fr. de rente fait à la commune, spécialement pour l'entretien des routes par M. Delamarre, en a grandement facilité l'exécution.

Une fontaine très abondante qui ne tarit jamais fournit une eau douce aussi légère que celle de la fontaine Réné de Montmorency ; elle se jette dans un ruisseau qui traverse le grand Soisy, et entraîne avec elle toutes les immondices qui auparavant y restaient en stagnation. Ce n'est que de 1838 que la commune a fourni les fonds pour la faire arriver jusqu'à l'entrée du village, au moyen de conduits en plomb qui traversent tout le parc de l'ancien château.

Le sol est celui du bassin de la vallée, et diffère complètement du sol des hauteurs ; on n'y trouve en effet sur la terre végétale ni pierre à plâtre, ni meulière ; c'est du sable gras, des silex, des marnes de toute espèce mêlées de divers élémens. M. le maire nous ayant permis de prendre connaissance des sondages qu'il a fait exécuter en 1836 dans sa propriété, nous donnerons ici quelques détails sur le plan du profil.

DESCRIPTION DES COUCHES DU PREMIER SONDAGE D'APRÈS LE PLAN EXÉCUTÉ PAR M. PASSY.

Jusqu'à 5 pieds, terre végétale et marne blanche.
De 5 à 7   —   sable gras jaune foncé.
De 7 à 8   —   grès.
De 8 à 15   —   marne glaiseuse mêlée de grès dans les premières couches.
Au milieu de cette marne premier niveau d'eau.
De 15 à 22   —   sable gras de couleur grisâtre.
De 22 à 24   —   argile bleuâtre très compacte.
De 24 à 25   —   marne glaiseuse.
De 25 à 26   —   argile rougeâtre.
De 26 à 27   —   calcaire.
De 27 à 30   —   marne glaiseuse avec poudings ferrugineux.
De 30 à 32   —   argile crayeuse (marne) verte.
De 32 à 33   —   idem brune.

De 33 à 49 — idem grise.

De 49 à 50 — idem rougeâtre et pyriteuse.

De 50 à 52 — calcaire grisâtre.

De 52 à 60 — sable mêlé de marne et d'argile verdâtre.

De 60 à 61 — silex.

De 62 à 97 — sable brun mêlé d'argile.

De 97 — roche dure.

Ce premier sondage, exécuté par M. Mulot d'Épinay, fut abandonné, puis recommencé l'année suivante par cet habile mécanicien, et continué jusqu'à la profondeur de 260 pieds.

DESCRIPTION DES COUCHES D'APRÈS LE TABLEAU DE M. MULOT.

Au sol, terre végétale,

A 2 p. 6 p. marne blanche mêlée de caillasse et fragmens de grès.

A 13 — 6 — sable gris blanc. (Eau des puits ordinaires.)

A 17 — 6 — caillasses en fragmens.

A 18 — 6 — sable marneux.

A 22 — 6 — glaise bleuâtre.

A 24 — 6 — marne blanche et grise.

A 29 — 0 — marne blanche et grise mêlée de caillasse.

A 37 — 3 — silex très gros et marne grise.

A 46 — 3 — marne rougeâtre et grise.

A 52 — 3 — caillasse siliceuse très dure.

A 53 — 9 — sable verdâtre.

A 58 — 0 — sable brun un peu argileux et sable gris.

A 60 — 9 — roche de silex et grès.

A 61 — 11 — sable gris et noir.

A 69 — 4 — sable bleu.

A 73 — 8 — sable aggloméré en grès friable.

A 74 — 8 — sable gris, blanc et brun.

A 88 — 0 — sable aggloméré et grès friable.

A 88 — 6 — sable argileux avec fragmens de coquillages.

A 93 — 8 — roche de grès très dur.

A 94 — 6 — sable bleu un peu argileux.

A 97 — 7 — roche de grès dur.

A 99 — 11 — sable brun argileux.

A 100 — 11 — roche de grès dur.

A 104 — 9 — roche de grès dur mêlée de sable argileux.

A 105 — 4 — sable brun.

A 107 — 1 — grès dur avec caillasses.

A 107 — 6 — marne blanche et grise avec plaquettes et rognons siliceux.

A 114 — 0 — roche calcaire en fragmens avec marne grise.

A 114 — 8 — calcaire siliceux dur, marne blanche et grise.

A 117 — 6 — plaquettes et entredeux de marne.

A 118 — 2 — plaquettes de calcaire siliceux.

A 120 — 3 — roche calcaire siliceuse.

A 124 — 7 — idem mêlée de marne grise et blanche.

A 127 — 9 — sable argileux.

A 126 — 10 — roche en plaquettes et rognons avec marne blanche.

A 149 — 6 — calcaire gris entremêlé de couches de marne
brune.

A 149 — 9 — calcaire blanc avec veines plus tendres.

A 151 — 5 — plaquettes et entredeux de marne.

A 162 — 10 — calcaire dur avec interstices de marne, tantôt
brune tantôt blanche.

A 165 — 4 — marne blanche.

A 171 — 5 — calcaire dur avec intervalles de couches de
marne grise.

A 173 — 3 — plaquettes calcaires et marne blanche.

A 183 — 4 — roche calcaire tendre et entredeux de marne
grise.

A 187 — 4 — marne chloritée.

A 188 — 1 — roche tendre un peu chloritée.

A 190 — 11 — marne chloritée avec entredeux de roche un
peu chloritée.

A 192 — 0 — roche tendre avec veines durés.

A 193 — 2 — calcaire friable avec marne chloritée sableuse.

A 201 — 4 — sable.

A 214 — 0 — roche tendre chloritée, séparée par plusieurs
couches de marne chloritée.

A 214 — 7 — roche dure avec de petits entredeux.

A 217 — 7 — roche dure avec nummulites.
A 219 — 0 — sables verts.
A 228 — 0 — sable brun et noir (très fin).
A 233 — 0 — sable noir fluide.
A 235 — 3 — argile noire.
A 238 — 3 — sable noir et gris un peu argileux.
A 248 — 9 — argile brune.
A 252 — 0 — sable noir.
On a été jusqu'à 260 pieds.

Le beau château de Soisy et son parc de cent arpens, détruit en 1836 par le marteau et la cognée, sont maintenant rasés de fond en comble ; le parc, divisé en une foule de petites pièces, est resté entouré de murs, mais il est entièrement dépouillé de ce vaste massif d'arbres séculaires qui abritaient si bien le village du côté du nord. On trouve cependant encore à Soisy la riante propriété de la famille Javon avec son orangerie, la plus riche de toute la vallée, et ses beaux clos entourés de haies vives où sont soigneusement cultivées et surveillées, par les propriétaires eux-mêmes, de précieuses collections de rosiers et d'arbres fruitiers.

On admire surtout le superbe domaine de M. Th. Davilliers qui se découvre en partie de la grande route, et dont le château moderne avec ses deux ailes encadrées par de hauts tilleuls déploie soudainement sa riche façade à l'extrémité d'une longue et large avenue ; sa majestueuse cour d'honneur, circonscrite par une galerie aux piliers en pierre, dont l'entablement est orné de beaux vases toujours garnis de fleurs ; son trottoir porte deux lignes de grands orangers, dont le parfum se mêle aux odeurs suaves d'une belle collection de rosiers et de mille autres fleurs distribuées dans toute l'enceinte ; le centre de la cour forme une immense corbeille où les fleurs sont constamment renouvelées ; un côté de cette cour s'ouvre entièrement à jour sur un beau parc au moyen d'une grille dont on admire la longueur et le bon effet; le côté opposé est fermé par des murs et une autre grille donnant sur la route. En bas, la cour d'honneur donne entrée dans un grand carré de mêmes dimensions, dessiné à la française, et bien digne de porter le nom de *parterre de Flore*; plus loin vient la grande cour, dite cour d'arrivée, avec plusieurs corps de bâtiment et l'orangerie; elle paraît faire partie de l'avenue au moyen d'une grille qui la laisse à jour dans toute sa largeur.

La beauté du parc de M. Th. Davilliers répond à celle de son château, la lisière en est bordée par le bois Jacques dont il a fait récemment l'acquisition, et dont les allées et les rotondes sont aussi soigneusement entretenues que s'il en avait interdit l'accès au public. — Pourquoi faut-il qu'un si beau séjour soit à jamais privé de son plus noble ornement?

§ XXV. — MARGENCY.

Ce joli village, situé au pied du versant méridional de la colline sur laquelle repose Andilly, se compose presque entièrement de maisons opulentes, et offrirait les mêmes conditions de salubrité que Soisy dont il est très-voisin, s'il ne permettait un plus libre accès aux vents : toutefois la différence est peu appréciable. Il est percé de deux rues pavées qui s'y croisent, et dans lesquelles on ne voit jamais séjourner d'eaux ménagères. Les ruisseaux comme à Soisy y sont toujours curés avec soin et bien lavés, moyens d'hygiène qui ont beaucoup plus d'importance qu'on ne le croit généralement.

Les maisons y sont presque toutes séparées les unes des autres par des jardins ou par des cours, et jouissent ainsi d'un air libre purifié par les émanations salubres d'une abondante végétation.

Margency est abrité au nord par le grand parc de madame la comtesse de Rochefort qui le sépare d'Andilly, à l'ouest par celui de M. Leroux qui le sépare de Montlignon, au midi, enfin, par ceux de MM. Tattet et Renaudière; ces propriétaires, comprenant l'importance du rôle que jouent les grands arbres dans l'assainissement de l'air dont ils réparent l'oxigène, ne livrent point à la hache ces nobles ornemens du séjour qu'ils se sont choisi.

La partie la plus élevée du village possède aujourd'hui deux fontaines qui fournissent amplement à tous les usages tant publics que domestiques; l'eau contient une légère proportion de matières salines, mais aussi potable que celle de Soisy et de notre fontaine Réné; elle dissout le savon et cuit assez bien les légumes. Il n'y avait avant 1835 qu'une seule fontaine; encore tarissait-elle aux premières chaleurs, et son trop plein n'alimentait que bien imparfaitement le seul lavoir de la commune dont les eaux croupissaient et n'étaient point renouvelées quand la fontaine ne coulait plus. C'est à l'inépuisable bienveillance de madame la comtesse de Rochefort qu'est due la nouvelle fontaine, formée de diverses petites sources qui se perdaient dans son immense parc, et qu'elle a fait réunir en un seul conduit qui porte les eaux à l'extérieur dans une auge en pierre au-dessus de laquelle se lit l'inscription suivante :

FONTAINE

CONSTRUITE PAR LES SOINS

DE MESDAMES LA MARQUISE DE BAYANNE

ET LA COMTESSE DE ROCHEFORT.

LES HABITANS RECONNAISSANS

ONT VOULU EN PERPÉTUER LE SOUVENIR

PAR CETTE INSCRIPTION.

Monsieur le maire de Margency, dans son active sollicitude pour le bien de ses administrés, n'a point négligé de tirer parti du trop plein de cette seconde fontaine pour la réunir à l'eau de la première, et mieux alimenter le lavoir. Tout bienfait porte ses fruits : celui d'une femme d'esprit et de cœur a provoqué l'appel pécuniaire fait par le maire aux maisons riches et à tous les habitans pour l'exécution de ce lavoir. L'eau y arrive de la fontaine de Rochefort dans un bassin élevé de deux pieds huit pouces au-dessus du sol. Cette ingénieuse disposition permet aux laveuses de travailler debout, au lieu de rester sur leurs genoux, comme partout ailleurs, la tête toujours pen-chée, et les membres inférieurs plongés dans une hu-midité froide qui leur prépare pour un âge avancé des né-vralgies et des rhumatismes. Elles ont encore le précieux avantage de n'avoir pas à redouter ces courans d'air qui leur causent des maux de dents presque continuels, des fluxions, des suppressions brusques de transpiration si per-nicieuses particulièrement chez les femmes, car le lavoir se trouve au milieu d'une grande pièce à parois vitrées qui laissent arriver une lumière abondante sans ouvrir d'accès ni au vent, ni au froid rigoureux, ni à une chaleur excessive.

La santé publique n'est pas moins intéressée que celle des blanchisseuses à l'amélioration si heureusement réali-sée par M. le maire. En effet les eaux de savon peuvent sé-journer au lavoir pendant les chaleurs de l'été sans que l'action des rayons solaires y cause cette fermentation qui remplit l'air de miasmes dangereux; la température toujours modérée qui règne dans un lieu clos ne leur permet ni de se former, ni surtout de se répandre au dehors (1).

Nous ne connaissons à Margency, non plus qu'à Soisy, aucune maladie endémique. La population est d'environ 200 ames y compris les maisons habitées pendant les sept à huit mois de l'année, et se fait remarquer, comme celle de

(1) Nous ne sommes entré dans ces détails sur le lavoir de Margency que parce qu'il remplit des conditions de salubrité négligées ailleurs, et qu'il est à désirer de le voir servir de modèle pour les autres communes.

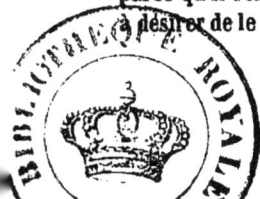

7

la majeure partie de nos villages, par sa douceur et sa politesse ; la propreté du village, le bon état des chemins vicinaux, et son joli lavoir dans le style italien, attestent le vif intérêt que le maire porte aux affaires de la commune, dont il prend la défense avec chaleur dans les débats administratifs.

Margency, dont les abords sont si faciles aujourd'hui, était, il y a quatorze à quinze ans, un village au milieu des terres en labour, dont toutes les arrivées étaient impraticables une grande partie de l'année; des chemins de traverse, sur des terres molles, où toute voiture s'embourbait, y conduisaient d'Eaubonne, de Montmorency et d'Andilly ; c'est par cette union remarquable des administrés qui comprennent leurs intérêts, avec les administrateurs qui les soignent, qu'on est parvenu avec du temps et de la persévérance à réunir la somme considérable pour une si petite commune, de 15,000 à 18,000 francs, nécessaire au pavage des routes conduisant à Montmorency et à Eaubonne sur la grande route.

Si l'entrée du village est pittoresque, son église gothique l'est encore davantage; les proportions en sont justes avec le petit nombre d'habitans qui professent tous, pour leur pasteur une tendre vénération.

Plusieurs maisons de campagne embellissent ce séjour. L'ancien château, habité par madame la comtesse de Rochefort, offre de belles allées de marronniers qui rappellent Le Nôtre et le goût de son siècle.

Le parc, si bien dessiné, de Bury, appartenant à madame veuve Tattet, se fait remarquer par l'heureuse distribution de ses eaux, par le choix de ses arbres d'agrément, et par l'élégante architecture de sa maison ; du perron qui orne la façade principale, on jouit d'une vue champêtre des plus riantes, se terminant à Eaubonne sur la belle propriété de madame Pérignon. Il serait difficile de rendre l'effet merveilleux du petit labyrinthe à la suite de la grande pièce d'eau, entouré et sillonné de ruisseaux, hérissé de rochers, planté de grands arbres de toutes les contrées, et bruyant d'une foule de cascades. Tout le parc en général offre une promenade des plus agréables et des plus variées.

Montgarni, enfin, la plus vaste des propriétés de Margency, offre dans son terrain ondulé, ses belles eaux et ses points de vue, le résumé en grand de ce qu'on voit épars ailleurs. M. J.-A. Leroux, banquier à Paris, y entretient avec amour son beau parc dessiné en partie par Varré de St-Martin, qui joint à un goût exquis une entente parfaite des jardins anglais.

L'étranger, amateur des beaux sites du midi, s'y promène avec délices ; à son entrée il se sent irrésistiblement entraîné du côté des hauteurs, sur une terrasse couverte de haute futaie, et qui, dominant tout le parc, ouvre de beaux points de vue sur la vallée. De là il descend du côté de Montlignon jusqu'au ruisseau qui divise le parc en deux parties, et serpente en petites cascades au milieu d'une allée de grands arbres, puis s'épand en un large canal pour disparaître et se remontrer plus loin en nouvelles cascades, jusqu'à la grande pièce d'eau où s'élèvent deux petites îles qui s'encadrent merveilleusement dans ce joli tableau.

De cet endroit on jouit du magnifique coup-d'œil que présente un amphithéâtre dont l'aspect des plus variés est impossible à décrire, et au bas duquel se développe la belle maison du propriétaire, derrière une vaste et verte pelouse coupée par des massifs de dahlias, d'hortensias, et de mille autres fleurs.

Il serait bien à regretter que tant de causes de jouissance dignes d'être *jalousées*, entretenues par l'égoïsme pour leurs seuls possesseurs, demeurassent inaccessibles aux promeneurs amoureux des beaux sites ; mais notre vallée hospitalière est loin d'encourir un tel reproche ; la plupart de nos grands propriétaires dans tous les villages n'ont jamais fermé leurs grilles aux visiteurs attirés par la renommée.

§ XXVI. — SAINT-GRATIEN.

Ce village, de 450 ames, se trouve à une lieue sud-ouest de Montmorency, à l'extrémité occidentale du lac d'Enghien fort près de la grande route de Paris à Rouen par Pontoise. Percé de larges et grandes rues, bien pavées, dans lesquelles on ne voit séjourner ni eaux ménagères, ni limon d'étables, il ne renferme jamais de ces petites voiries, si communes en certains villages, et qui, durant l'été, dégagent des miasmes nuisibles à la constitution atmosphérique.

Composé de maisons bien construites et convenablement espacées par des cours ou des jardins, il est aussi divisé par de grandes propriétés. Nombre de grands arbres l'entourent à distance suffisante pour ne pouvoir ni l'étouffer ni favoriser la stagnation de vapeurs humides; la réunion de ces conditions lui donne un air pur, facile, avec intégrité dans la nature de ses élémens; ces grands végétaux, dont on croit si faussement le voisinage dangereux, réparent dans l'atmosphère ce que les fonctions animales des êtres vivans en altèrent journellement, et loin de nuire, ils sont toujours des compensateurs essentiels pour les conditions de la santé.

C'est donc sans aucun fondement qu'on a voulu faire à Saint-Gratien une réputation d'insalubrité qu'il ne méritait pas, même avant le desséchement de son marais, aujourd'hui en belle culture. On n'y connaît aucune maladie endémique; il n'y a été constaté que deux cas de choléra, dont un apporté de Paris.

Les habitans, très laborieux, sont fort bons cultivateurs; l'aisance qu'ils se sont acquise leur permet de pourvoir, par les seules ressources de la commune, aux frais de curage et autres dépenses que prescrit l'hygiène publique.

Le nom de Saint-Gratien est célèbre par le séjour de Catinat qui en fut le seigneur : de Catinat, qui, de simple cavalier, devint sans intrigue maréchal de France en 1693, et que l'intrigue fit enfin disgracier. Ce sage, que les soldats appelaient le *Père la Pensée*, à cause de son air méditatif, se retira pauvre dans le vieux château qu'on voit encore ; on y trouve aussi un marronnier planté de sa main, et qui, malgré tous les soins que lui prodigue une pieuse vénération, commence à succomber aux assauts du temps. Les cendres du vainqueur de Staffarde et de la Marsaille reposent dans un monument indigne de lui ; c'est une statue que la reconnaissance des hommes devait ériger au héros qui ne perdit jamais l'humanité de vue, et qui, dépouillant la guerre du luxe de ses rigueurs, sut la réduire à la plus petite somme de mal possible, secret sublime enterré avec lui.

Une portion du parc de Catinat a conservé ses grands arbres qui ombragent une charmante promenade livrée au public. Saint-Gratien renferme aussi de jolies propriétés ornées d'édifices modernes. On distingue celle de l'honorable marquis dont la plume facile a su peindre avec tant de grâces et de fidélité les mœurs espagnoles ; chez lui viennent souvent se réunir, sans l'effacer, les célébrités littéraires de la capitale et les artistes les plus dignes de ce nom trop prodigué. Ce château moderne est surtout remarquable par son architecture, par la magnificence de son intérieur et par la quantité d'objets d'art qui s'y trouvent réunis. Opulence sans vanité, élégance exempte d'afféterie, hospitalité toujours bienveillante, douce et bonne charité sans ostentation, quel séjour peut offrir un plus heureux assemblage, et doter un village d'un plus grand bien? Dans l'intérieur du parc se remarque encore le beau château bâti par M. de Lucé pour y recevoir Napoléon. Cette construction est aussi d'une architecture heureuse; sa position au centre du vallon et sur une légère élévation permet à la vue de s'étendre sur les plus beaux sites de la vallée : elle fait maintenant partie du Domaine d'Enghien.

§ XXVII. — ERMONT.

Malgré sa population de 600 ames, ce village soutient difficilement le parallèle avec les lieux circonvoisins. Dans le point le plus déclive de la vallée, il est composé de maisons pour la plupart petites, mal construites, agglomérées, autour desquelles l'air ne peut se renouveler suffisamment; les rues sont assez grandes; deux sont bien pavées et propres, mais les autres sont impraticables en hiver, et sans un bon écoulement pour les eaux de toute nature, le niveau du sol y étant plus bas que le reste du plan de la vallée; il y a absence complète de haute végétation sur ce sol tout en labour qui n'offre aucune promenade ombragée : voilà ce qui fait d'Ermont le village le moins connu de la vallée de Montmorency, et le seul qui soit battu par tous les vents.

La grande propriété de Cerney qui l'abritait du côté du sud-ouest a été, il y a deux ans, détruite et divisée comme le château de Soisy.

Les conditions hygiéniques de ce village, qui sont celles des lieux bas et humides, conviendront cependant aux personnes affectées d'hypertrophie du cœur, ou sujettes aux hémoptysies.

§ XXVIII. — EAUBONNE.

Eaubonne est situé à une lieue de Montmorency et à trois. quarts de lieue d'Enghien sur un plateau légèrement élevé au-dessous du niveau de la plaine. Son étendue le ferait prendre pour une petite ville ; sa population n'est pourtant que de 300 ames. Les maisons y sont grandes, séparées par de grands parcs ou de beaux jardins, bien aérés, et parfaitement saines ; beaucoup de grands arbres, disséminés tant dans le centre du village qu'à sa circonférence, lui donnent un aspect élégant, un air constamment purifié et un abri contre l'impétuosité des vents : aussi n'y voit-on jamais d'affection endémique ; le choléra en 1832 n'y a point paru ; l'influence typhoïde qui a régné en 1838 n'a pu non plus y aborder. Les affections sporadiques sont les mêmes qu'à Soisy et à Margency.

Les cultivateurs y sont en petit nombre et tous dans l'aisance par la quantité de grandes maisons qui consomment leurs denrées; leurs habitations qui bordent les routes sont agréables et saines.

Deux grands lavoirs au centre reçoivent toutes les eaux de pluie et sont alimentés par les grandes eaux des parcs, toujours courantes et entretenues par un des principaux ruisseaux de la vallée, de sorte que les eaux de savon ne peuvent y rester en stagnation. Ces deux lavoirs sont établis à trois ou quatre pieds au-dessous du niveau moyen du pavé. Le lavoir supérieur est très petit et couvert ; l'inférieur, très vaste, sert aussi d'abreuvoir, et comme les bestiaux vont souvent s'y baigner, il s'y formait promptement un dépôt de vase qui s'accumulait et répandait dans les grandes sécheresses de mauvaises exhalaisons, en attendant que les ressources communales pussent faire face aux frais d'un curage à fond. Cet état de choses n'existe plus, grâce à la sollicitude philanthropique de l'honorable baron, pro-

priétaire du château d'Eaubonne : il vient de faire
réorganiser l'abreuvoir à ses frais sur un plan parfaitement conçu. Le trop plein qui auparavant débordait
par-dessus l'entablement d'un mur au niveau de l'eau, sans
enlever un atome de limon, peut aujourd'hui s'échapper avec
impétuosité par l'issue qu'on lui ouvre de temps à autre au
bas d'une grande vanne, un peu au-dessous du fond de l'abreuvoir. Il résulte de cette disposition une écluse de chasse qui
entraîne la vase dès qu'on la juge nuisible par son excès.

Le nombre des constructions s'accroît à Eaubonne d'année
en année; l'agrément et la salubrité du lieu, la beauté des
vues, la facilité des communications avec Paris par la route
de Saint-Leu, la proximité des eaux minérales d'Enghien,
l'urbanité des habitans, y attirent beaucoup de monde :
aussi la population devient-elle double pendant la belle
saison.

Plusieurs magnifiques propriétés captivent l'attention des
amateurs du beau : la première, dite château de Meaux, a
sa principale grille qui fait face à la grande route. Avant
d'appartenir à madame Pérignon qui l'a beaucoup augmentée et embellie, elle servait de résidence à la célèbre madame d'Houdetot, dont le bon Jean-Jacques rêva follement
la conquête, bornant sa hardiesse à lui écrire une lettre qui
n'était point de *celles qu'on brûle*. La seconde est l'ancien
château du comte d'Argens au sud du village, propriété re-
nouvelée et considérablement embellie par le nouveau propriétaire, M. le baron d'Ivry ; une troisième, du côté d'Ermont, appartient à M. le général Merlin. On voit aussi la
propriété de M. le baron Davilliers, pair de France, qui
forme le centre du village.

Eaubonne ne possède qu'une seule fontaine dont l'eau est
très légère; mais comme elle est éloignée du village, la plupart des habitans ne boivent que de l'eau du grand ruisseau après l'avoir fait filtrer.

§ XXIX. — GROSLAY.

Ce grand village, dont la population s'élève à plus d'un millier d'ames, est situé sur la pente orientale de la colline de Montmorency et n'en est éloigné que d'un quart de lieue, ce qui le fait comprendre dans la vallée, quoiqu'il se trouve hors de son bassin. Il paraîtrait plutôt appartenir au territoire beaucoup moins pittoresque de Saint-Brice et de Sarcelles; mais comme il touche à Montmorency par l'Ermitage, et que d'ailleurs il participe aux avantages de climature et de pureté atmosphérique qui caractérisent la vallée, il a bien le droit de se considérer comme en faisant partie.

Moitié ville, moitié village par la différence des nombreuses maisons qu'il renferme, Groslay est une des plus riches communes de nos environs, et l'hygiène publique se ressent de l'abondance de ses ressources; sa grande rue, qui est fort longue, est bien pavée et toujours propre; les autres sont généralement étroites, et demandent à être assainies, car il y séjourne, et quelquefois trop longtemps, des immondices. Sa situation, sur le versant de notre colline, en rend l'habitation favorable aux personnes qui ne peuvent s'accommoder ni de l'air vif des hauteurs, ni de l'air pesant des lieux bas et humides. Un peu abrité des vents du sud et de l'ouest, il reçoit en plein le vent d'est qui convient à la majeure partie des constitutions.

§ XXX. — DEUIL.

Ce grand et riche village est situé au sud-est, et tout-à-
fait au pied de notre colline. Dans cet endroit la pente est
très rapide et s'arrête brusquement en creusant un peu plus
que dans les localités de Soisy et de Margency, de sorte
qu'à deux pas de Montmorency ce village est dans un des
points les plus déclives de la vallée. Les mauvais vents du
nord-ouest et du sud-ouest n'y arrivent que difficilement, arrêtés par l'élévation des Mathusines, et par les grands arbres de la propriété de M. Leroux, à Labarre. Les vents de
nord-est et d'est y soufflent en toute liberté par l'ouverture
de la gorge qui court de ce côté entre Montmorency et la
butte de Pierrefitte, avantage qui sauve cette localité de
bien des affections endémiques toujours entretenues et dé-
veloppées par la constitution atmosphérique des lieux bas
et humides lorsque les vents secs ne peuvent y aborder.

Les maisons, en majeure partie bien construites, sont très
rapprochées; mais plusieurs grandes propriétés disséminées
dans l'intérieur du village empêchent heureusement leur
réunion en une seule masse, agglomération toujours
défavorable au maintien de la pureté dans les élémens de
l'air.

Les habitans, très laborieux et presque tous cultivateurs,
se distinguent par leurs connaissances dans la culture des
terres, où ils sont supérieurs à beaucoup de leurs voisins. Ils
entretiennent avec Paris un commerce de denrées considérable et lucratif; plusieurs d'entre eux se sont procuré par
cette voie une grande aisance.

Deuil ne connait pas d'affection endémique : seulement
nous avons pu remarquer que l'influence des épidémies voisines s'y faisait peut-être sentir d'une manière plus marquée
que dans les autres localités de population égale; les mois
de juillet et d'août 1838 ont vu la mortalité augmentée par

l'influence adynamique typhoïde qui régnait à cette époque dans la vallée. Les maladies les plus communes modifiées par les constitutions atmosphériques sont les rhumatismes, les fièvres intermittentes, les fièvres muqueuses et bilieuses.

Deuil commence à paver ses rues, dont quelques-unes étaient impraticables une grande partie de l'année; cette amélioration diminuera considérablement l'humidité aux effets de laquelle l'expose sa position.

L'eau potable y est rare et semblable à celle des fontaines du bas de Montmorency.

Sa population, y compris celle des hameaux de Labarre et d'Ormesson qui en dépendent, est d'environ 1,200 âmes. Il touche à Enghien par Labarre, et à Épinay par Ormesson.

Les propriétés remarquables sont celles de M. Diva, et de M. Lecordier qui a souvent charmé les visiteurs par les ornemens de son parc. Celle de M. Leroux à Labarre est importante par son étendue et sa belle maison.

§ XXXI. — ÉPINAY.

Ce grand bourg, limite sud-est de notre vallée, est situé sur une légère élévation qui lui permet de dominer suffisamment les eaux de la Seine pour être préservé d'un excès d'humidité. Sa population est de 800 ames, beaucoup augmentée l'été par le nombre de grands propriétaires qui y séjournent pendant la belle saison.

Le château d'Ormesson et le port de la Briche dépendent de cette commune, dont l'ancien château fut habité par Gabrielle d'Estrées. Les rois de la première race avaient à Épinay une maison de plaisance.

M. d'Epinay, qui a fait tant de bien et tant de mal à Jean-Jacques Rousseau, avait fixé sa résidence à la Chevrette, où les illustrations littéraires du temps, Diderot et beaucoup d'encyclopédistes, Grimm et une foule d'autres, lui composaient une espèce de cour.

Le grand étang de Coquenard entretenait à Épinay de mauvaises fièvres qui ont disparu depuis que M. de Sommariva, après l'avoir desséché en grande partie, en a couvert l'emplacement de belles plantations. Cependant le choléra y fit quelques victimes comme dans tous les villages qui bordent les rives de la Seine. Du reste je ne connais pas encore assez cette localité sous le rapport médical pour formuler ici un jugement.

Il en est de même de plusieurs autres villages importans de la vallée dont je m'abstiens de parler, tels que : le Plessis-Bouchart, berceau de la famille de Montmorency, Sanois, Franconville, Saint-Leu-Taverny, Montmagny, Villetaneuse, etc., à ajouter à la suite de ceux dont on a déjà donné plusieurs descriptions topographiques.

FIN.

TABLE DES MATIÈRES.

———•◦◦◦•———

GÉNÉRALITÉS.

———

———•◦◦•——

SPÉCIALITÉS.

———

ment incomplet des bains remplacé, en 1822, par
M. Peligot, qui fonda de beaux et vastes établisse-
mens, dont la prospérité ne cesse de s'accroître
depuis seize ans. — Agrandissemens progressifs.
— Position géographique. — Monumens du style
Bridault. — Beau lac avec son vaste parc. —
Salubrité parfaite. — Cinq sources d'eau minérale.
— Détails tirés d'un excellent manuscrit de
M. Ossian Henry intitulés : *De l'eau d'Enghien.*
Cette eau est plus riche en soufre, à deux exceptions près, que toutes les eaux minérales les plus
célèbres. — Thérapeutique des eaux d'Enghien.
— Cas nombreux où elles amènent des cures complètes. — Cas où elles ne doivent pas être
employées. — Leur énergie fait une nécessité
de ne les prendre que sous la direction d'un
médecin. — Exemples. — Indication d'un grand
nombre de maladies et du traitement qu'exige
chacune d'elles soit avec, soit sans le concours de
ces eaux. — Administration des eaux d'En-

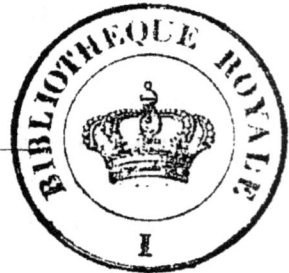

Le prix de l'ouvrage est irrévocablement fixé
À 2 FR.